GOLDMANN

Buch

Über die Hälfte aller männlichen Sexwünsche bleiben unerfüllt, weil die Partnerin nicht weiß, was ihm gefällt. Damit ist jetzt Schluss! Ian Kerner verrät, was ihn anmacht, wie sein bestes Stück funktioniert und über welche Fantasien er sich nicht zu sprechen traut. Handfeste Tipps, anschauliche Beispiele und leicht nachvollziehbare Schritt-für-Schritt-Anleitungen geben Hilfestellung beim Vorspiel, sorgen für den richtigen Händedruck, wenn es zur Sache geht, und liefern unzählige Anregungen für aufregende Nächte. Der unentbehrliche Erotik-Guide für jede Frau, die ihren Mann um den Verstand bringen möchte!

Autor

Ian Kerner, Ph. D., erwarb seinen Doktortitel der Klinischen Sexologie an der American Academy of Clinical Sexologists. Sein Buch *Mehr Lust für sie* eroberte auf Anhieb die amerikanischen Bestsellerlisten und die deutschen Leser. Mit *Mehr Lust für ihn* hilft er auch der Damenwelt auf die Sprünge. Der Sexualtherapeut lebt mit seiner Frau und den beiden Söhnen in New York.

Außerdem von Ian Kerner im Programm
Mehr Lust für sie (auch als E-Book erhältlich)

Ian Kerner

Mehr Lust für ihn

Was Männer beim Sex verrückt macht

Aus dem Amerikanischen
von Christiane Burkhardt

GOLDMANN

Dieses Buch ist bereits in ähnlicher Form unter der Nummer 17427 im Goldmann Verlag erschienen.

MIX
Papier | Fördert gute Waldnutzung
FSC® C014496

Penguin Random House Verlagsgruppe FSC® N001967

8. Auflage
Vollständige Taschenbuchausgabe Mai 2017

Originaltitel: He Comes Next
Umschlaggestaltung: Uno Werbeagentur, München
Umschlagmotiv: Getty Images/Bayran TUNC
Redaktion: Eckard Schuster
Satz: Uhl + Massopust, Aalen
Druck und Bindung: GGP Media GmbH, Pößneck
KW · Herstellung: CF
Printed in Germany
ISBN 978-3-442-17696-0

www.goldmann-verlag.de

Für Lisa

meine »sie« in *Mehr Lust für sie*

Inhalt

Teil II

Techniken

Vorwort:
Die Frau auf der schwankenden Brücke

Warnung:
Dieses Buch ist nichts für Frauen mit Höhenangst!

Bitte lassen Sie mich das kurz erklären.

Falls Sie einmal zufällig den Capilano River in North Vancouver, Kanada, überqueren sollten, haben Sie dort zwei Brücken zur Auswahl. Die erste ist definitiv nichts für Leute mit schwachen Nerven: Die Capilano Canyon Suspension Bridge ist eine gerade mal anderthalb Meter breite und 140 Meter lange Fußgängerhängebrücke. Sie besteht lediglich aus ein paar Brettern und Seilen, die in 75 Metern Höhe über gefährlichen Stromschnellen hin- und herschwanken – das Ganze könnte gut in Alfred Hitchcocks *Vertigo* passen. Und was ist die Alternative? Eine solide, fest verankerte Brücke, die gerade mal dreieinhalb Meter über dem Wasserspiegel verläuft.

Im Jahr 1974 benutzten die zwei renommierten Psychologen Arthur Aron und Donald Dutton beide Brücken für ein geniales Experiment – eines, das dem Rätsel der sexuellen Anziehungskraft auf die Spur kommen sollte. Ihre Studie heißt im allgemeinen Sprachgebrauch das Brückenexperiment, aber ich nenne sie lieber den »Falls-er-Lust-hat«-Test.

Das zweiteilige Experiment funktionierte folgendermaßen: Sobald sich am ersten Tag ein Mann ohne Begleitung auf die wackelige Brücke wagte, wurde er auf halber Strecke von einer schönen jungen Frau angesprochen. Sie stellte sich als Psychologin vor und fragte, ob er an einer kurzen Umfrage teilnehmen wolle.

Am zweiten Tag tat dieselbe Frau genau das Gleiche, allerdings auf der stabilen Brücke.

Das klingt relativ unspektakulär, nicht wahr? Aber das war noch nicht alles: Nachdem jeder Einzelne befragt worden war, gab ihm die Frau ihre Telefonnummer und sagte, dass er sie am späteren Abend gern anrufen dürfe, um sich nach dem Ergebnis zu erkundigen ... *falls er Lust hätte.*

Ohne dass die Männer das wussten, bestand das eigentliche Experiment nicht in der Umfrage, sondern in dem, was danach geschah. Aron und Dutton wollten herausfinden, welche Männer die hübsche Psychologin anriefen und, was noch viel wichtiger war, *warum.* Mit anderen Worten: Sie erforschten nicht nur, was *auf* der Brücke geschah, sondern auch, wie sich das anschließend auswirkte. Sie wollten die Wurzeln des sexuellen Verlangens erkunden – nicht nur das Interesse, das kurzzeitig aufflammt, wenn man mit einem hübschen Mädchen spricht, sondern auch, inwiefern diese erste Begegnung den Wunsch nach weiterem Kontakt wachrief. Würde das aufregende Gefühl, auf einer schwankenden Brücke zu stehen, im Vergleich zu der banaleren Erfahrung auf der stabilen Brücke eine romantische Anziehung begünstigen?

Der wissenschaftliche Fachbegriff für das, was Aron und Dutton untersuchten, lautet »Fehlattribution« oder »Erregungstransfer-Theorie«.

Sie besagt, dass die abklingende Erregung, die durch eine bestimmte Situation ausgelöst wurde – beispielsweise weil man keine stabile, sondern eine schwankende Brücke überquert hat –, den darauffolgenden emotionalen Zustand intensiviert (und in diesem Fall die Erinnerung an die Begegnung mit der schönen »Psychologin« vertieft). Oder einfacher gesagt: Fördert ein Adrenalinschub das Verlieben?

Die Antwort auf diese Frage lautet tatsächlich: Ja.

Aron und Dutton fanden heraus, dass die Männer auf der schwankenden Brücke die Frau nicht nur mit einer größeren Wahrscheinlichkeit als jene auf der stabilen Brücke anriefen, um die Umfrageergebnisse zu erfahren, sondern sie auch mit einer erheblich größeren Wahrscheinlichkeit *um eine Verabredung baten!*

Wir werden später noch einmal auf dieses Experiment zurückkommen, wenn es darum geht, welche Rolle Erregung und der Reiz des Neuen für unsere »Sex-Schaltkreise« im Gehirn spielen. Dann werde ich meine »Schwankende-Brücke«-Methode für großartigen Sex erklären. (Keine Angst: Das heißt nicht, dass sie Bungee springen müssen, um auf Touren zu kommen – obwohl das trotz der damit verbundenen Unfallgefahr sicherlich auch keine schlechte Idee wäre.)

Aufgrund meiner Erfahrungen als Paartherapeut bin ich fest davon überzeugt, dass sich unter der Decke so manchen Ehebetts bildlich gesprochen ebenfalls eine wild schwankende Brücke befindet, die nur darauf wartet, dass es jemand wagt, sie zu betreten. Trotzdem spielt sich das Liebesleben der meisten Menschen auf einer verlässlichen, stabilen Brücke ab – ohne dass sie es überhaupt bemerken. Als Ihr freundlicher Sexualtherapeut von nebenan möchte ich Ihnen helfen, einen Riesensatz zu machen, um die Brücke des Verlangens hoch über den tosenden Stromschnellen zu erreichen.

Doch bevor es richtig zur Sache geht, noch ein paar schwärmerische Worte über die Frau auf der schwankenden Brücke:

Sie ist Dantes Beatrice und Gatsbys Daisy, sie ist Königin Guinevere, Julia, Helena und Eurydike, um nur ein paar Namen zu nennen. Oder wer's etwas moderner mag: Sie ist Billy Bob Thorntons Angelina Jolie, Tom Cruises Nicole Kidman und Katie Holmes in Personalunion. Sie ist Brad Pitts Jennifer Aniston, besser gesagt Angelina Jolie – na gut, wenn ich so recht darüber nachdenke, sollte ich wohl doch eher bei den Klassikern bleiben.

Trotzdem, Sie wissen, was ich meine: Die Frau auf der schwankenden Brücke ist der Stoff, aus dem die Träume sind. Sie ist attraktiv und sexy – die Verkörperung des Verlangens, der Inbegriff der Anziehungskraft.

Doch ob Sie es glauben oder nicht: Der größte Vorzug der Frau auf der schwankenden Brücke ist weder ihre Schönheit noch ihr Körper, es ist ihr Gehirn. Es ist ihr sexualpsychologisches Wissen und ihre Fähigkeit, es einzusetzen – und vor allem ihr Wissen, *welche Brücke man betreten muss.*

Ich will Ihnen mit diesem Buch nicht nur eine Zusammenstellung heißer Sextipps und ebensolcher Techniken an die Hand geben. Ich will Ihnen mehr geben als eine bloße *Anlei-*

tung, sondern Ihnen eine andere Sichtweise aufzeigen – eine Art zu *denken* und zu *sein*.

Egal wie Sie aussehen oder wie alt Sie sind, egal ob Sie Single oder verheiratet sind, egal ob Sie Ihre dritte oder ihre dreitausendste Beziehung eingehen wollen: Ich will, dass *Sie* sich in die Frau auf der schwankenden Brücke verwandeln.

Einleitung

Die Idee zu dem Buch *Mehr Lust für ihn* kam mir, als ich gerade unterwegs war, um *Mehr Lust für sie* zu promoten. Auf jeder Station meiner Lesereise wandten sich Frauen mit ihren Fragen und Kommentaren an mich.

Vielen ging es um die Philosophie hinter *Mehr Lust für sie*. Gleichzeitig wollten sie wissen, wie sie ihre Männer dazu bringen könnten, das Buch zu lesen, ohne sie zu verletzen oder zu verärgern – ein Thema, auf das ich später noch zurückkommen werde: Wie geht man mit sexuellen Besserwissern um, die eigentlich nicht sehr viel Ahnung haben? Andere dankten mir für zahlreiche fantastische Orgasmen und wollten wissen, wann sie mit einem Ratgeber rechnen konnten, der es ihnen ermöglichen würde, sich zu revanchieren.

Ehrlich gesagt war ich von diesem Interesse etwas überrascht. Schließlich herrscht auf dem Buchmarkt nicht gerade ein Mangel an Literatur zu diesem Thema. Wenn überhaupt waren die vielen Ständer – man verzeihe mir dieses Wortspiel – mit Büchern, wie man Männer befriedigt, überhaupt erst der Grund, warum ich beschloss, *Mehr Lust für sie* zu schreiben und auf diese Weise für einen gewissen Ausgleich auf der Spielwiese der Sexualität zu sorgen. Aber anscheinend herrscht da immer noch Nachholbedarf. Als ich wissen wollte, was sich die Frauen von einem Sexratgeber zum Thema, wie man Männer befriedigt, eigentlich erwarteten, sagten sie alle mehr oder weniger dasselbe: »Einen Sex-Guide für intelligente Frauen – ein Buch, das weder uns noch unsere Partner wie Idioten behandelt.«

Immer wieder hörte ich, dass Sexratgeber die männliche Sexualität meist recht primitiv darstellen. Sie reduzieren die Kunst, einen Mann zu verführen, auf ein paar wenige simple Tricks: Strapse, Sexspielzeug, eine ausgefeilte Blowjob-Technik oder eine pikante neue Stellung sind anscheinend alles, was man braucht, um einen Kerl bei Laune zu halten und ihn sexuell zu befriedigen. Doch in Wahrheit sind Männer, genauso wie Frauen, äußerst komplexe, undurchschaubare und unbegreifliche Wesen. In der Realität ist unser Liebesleben alles andere als einfach und von unterschwelligen Botschaften, Missverständnissen, Doppeldeutigkeiten, aber auch von unausgesprochenen Bedürfnissen und heimlichen Sehnsüchten geprägt.

Eine Frau Anfang dreißig hat das wunderbar zusammengefasst: »Das Klischee, dass Männer mit dem Schwanz denken bzw. zwei Köpfe haben, könnte gar nicht weiter von der Wirklichkeit entfernt sein. Letztendlich gibt es nur *einen* Kopf, und wer seinen Penis wirklich verstehen möchte, muss erst einmal einen Blick hineinwerfen.«

Ich kann ihr da nur beipflichten.

Zum Glück lieben es die Männer, (mit mir) über Sex zu reden. Und zwar nicht nur in meiner Praxis, sondern wirklich überall. Ich kann kaum auf die Straße gehen, ohne dass ich auf dieses Thema angesprochen werde – vom UPS-Boten, vom Fitnesstrainer, von meinem Nachbarn über mir. So gesehen weiß ich besser Bescheid, was den Mann hinter der Feinkosttheke antörnt, als seine eigene Frau (was logischerweise ein Teil des Problems ist).

Vor allem ein Mann namens Charlie bringt mich immer wieder zum Lachen. Er ist Pharmareferent, und da wir uns ein Büro teilen, begegne ich ihm immer wieder am Kaffeeautomaten. Da er vom Aussehen her locker mit George Clooney mithalten kann, hat Charlie ein Liebesleben, um das ihn die meisten Männer beneiden werden. Jedes Mal, wenn ich ihn sehe, beugt er sich vor und flüstert mir begeistert ins Ohr: »Meine Güte, Doc, letzte Nacht hatte ich den besten Sex meines Lebens. Sie war einfach *unglaublich.* Wenn Sie kurz Zeit haben, würde ich Ihnen gern erzählen …«

Dann muss ich ihn jedes Mal abwürgen und unter irgendeinem Vorwand das Weite suchen. Ich habe schließlich noch anderes zu tun! Ich habe Patienten, Termine, eine Frau und einen Sohn – wenn ich mich auf jeden einlasse, der mit mir über Sex reden will, würde ich gar nichts mehr geregelt bekommen.

Aber als ich beschloss, *Mehr Lust für ihn* zu schreiben, tat ich genau das: Ich blieb stehen und hörte jedem Mann zu, der mit mir über Sex reden wollte. Ich riss mich regelrecht darum: In jeder Stadt, in die mich meine Lesereise führte, sprach ich mit allen möglichen Männern. Und jedes Mal stellte ich dieselbe Einführungsfrage: »Erzählen Sie mir vom *besten Sex*, den Sie je hatten.«

Daraufhin bekam ich tatsächlich so allerhand zu hören. Ich erfuhr nicht nur alles über den besten Sex, den sie jemals gehabt, sondern auch über den besten Sex, den sie *niemals* gehabt hatten – über jene unerfüllten Wünsche und Sehnsüchte, die sie ihren Partnerinnen, aus lauter Angst, sie zu verstören, niemals anvertraut hatten. Ich habe die Frage »Bin ich normal?« so oft gehört, dass ich zur Überzeugung gelangt bin, das einzig Normale in Sachen Sex besteht darin, dass jeder anders ist.

Um einen Mann wirklich kennenzulernen, muss man im Grunde in seine Haut schlüpfen, sich in ihn hineinversetzen. Nur so kann man herausfinden, wie es sich anfühlt, einen Penis zu haben und alle damit verbundenen Fantasien, Sehnsüchte, Ängste und Unsicherheiten. So gesehen ist Teil I von *Mehr Lust für ihn* Ihre persönliche Variante der Body-Switch-Komödie *Ein voll verrückter Freitag:* eine prima Gelegenheit, mal in die Haut eines Kerls zu schlüpfen und zu begreifen, wie er wirklich »tickt«.

Fantastischer Sex bedeutet mehr, als irgendeine Technik zu beherrschen oder zu wissen, welche Knöpfe man drücken muss. Stattdessen sollte man wissen, *warum* man welche Knöpfe drücken muss. Angefangen von den neuesten Erkenntnissen über die Hirnchemie des Verlangens über die Physiologie des Kuschelns bis hin zur Erläuterung der drei verschiedenen Erektionstypen, die alle Männer kennen, nehme ich Sie mit diesem Buch mit auf eine geführte Tour in seinen Körper und seinen Kopf und bringe Licht ins Dunkel.

Was Teil II anbelangt, erinnern Sie sich bestimmt noch an meine Warnung, dass dieses Buch nichts für Frauen mit Höhenangst ist. Wie Sie sicherlich ahnen, meine ich damit keine konkrete Höhen- oder Flugangst, sondern eher so etwas wie Erica Jong in ihrem Bestseller *Angst vorm Fliegen*, nämlich die Angst davor, neue Gipfel der Lust zu erklimmen. Die Angst vor mehr Nähe und erotischer Experimentierlust. Also bereiten Sie sich bitte seelisch darauf vor, die schwankende Brücke zu betreten und richtig zur Sache zu kommen, denn in diesem Abschnitt geht es um Taktiken, Techniken und Tipps.

Eines möchte ich jedoch vorausschicken: *Mehr Lust für ihn* ist kein Nachschlagewerk zu Sexstellungen und auch keine bloße Auflistung von Techniken und Tipps. Ich habe nicht die Absicht, Ihnen einen detailverliebten Ratgeber an die Hand zu geben, sondern möchte Ihnen eher eine klar umrissene, realistische Vorstellung einer lustvollen Sexualität vermitteln, bei der jede erläuterte Technik zum großen Ganzen beiträgt, das mehr ist als nur die Summe seiner Teile. (Und ja, liebe Frauen, keine Sorge: Das Buch enthält auch eine Schritt-für-Schritt-Anleitung für den perfekten Blowjob.)

Doch die Kunst der Fellatio ist nur eine Station auf dem Weg zu wirklicher Befriedigung. Eine lustvolle Sexualität ist weitaus mehr als nur Technik und Taktik. Das lustvolle Ausleben und Entwickeln einer eigenen sexuellen Identität sind für unsere körperliche und seelische Gesundheit, aber auch für eine funktionierende Partnerschaft unabdingbar. In einer Welt, in der der beste Sex, den wir jemals hatten, der Sex ist, den wir *niemals* hatten, brauchen wir uns nicht zu wundern, wenn sexueller Frust mit der Hauptgrund für Scheidungen ist.

Im Grunde ist *Mehr Lust für ihn* nur die natürliche Weiterentwicklung der feministischen Philosophie von *Mehr Lust für sie*, mit der ich die Männer ermutigt habe, einmal von dem bloßen Rein-Raus abzusehen und nicht nur mit ihrem Penis, sondern mit ihrer gesamten Persönlichkeit Liebe zu machen.

Während die männlichen Genitalien ganz klar den Mittelpunkt des sexuellen Empfindens des Mannes bilden, können sie sich auch negativ darauf auswirken. Mit dem Penis sind nämlich alle möglichen sexuellen Ängste verbunden, überwiegend was seine Größe, Ausdauer und Leistung betrifft. »Ist er groß genug? Ist er *zu groß*? Werde ich ihn hochkriegen? Und wird er steif bleiben? Was, wenn ich zu früh komme? Was, wenn es zu lange dauert?« Diese Reihe ließe sich endlos fortsetzen.

Sexualtherapeuten nennen diese übertriebene Form von Selbstbeobachtung beim Sex »Spectatoring«. Männer, die davon betroffen sind, beurteilen und kritisieren ihre Performance, während sie eigentlich noch voll bei der Sache sind. Manche Therapeuten halten das Spectatoring sogar für die Hauptursache von Sexualproblemen bei Männern. Wie schrieb der Anthropologe Lionel Tiger in seinem Buch *Auslaufmodell Mann* noch so schön: »Intimität wird zu einer Art künstlerischer Performance.«

Damit will ich nicht sagen, dass der Mann eine derart extreme Selbstbeobachtung betreibt, dass er zum Versager wird. Trotzdem habe ich die Erfahrung gemacht, dass die meisten Männer bis zu einem gewissen Ausmaß davon betroffen sind. So wie auch einer Frau der Orgasmus versagt bleibt, weil sie sich ständig Gedanken darüber macht, wie sie beim Sex aussieht – ob sie feucht genug, eng genug, zu langsam, zu laut oder nicht laut genug ist –, kann auch die Fähigkeit des Mannes, seine Sexualität lustvoll auszuleben, dadurch beeinträchtigt werden, dass er ständig das Gefühl hat, beobachtet zu werden – vor allem dann, wenn der Beobachter der schärfste Kritiker ist, nämlich er selbst.

Die männliche Sexualität steht zurzeit sehr im Mittelpunkt, was viel mit der aggressiven Verbreitung von Pornos über das Internet und ihr Einsickern in die Popkultur zu tun hat. Heute, wo jede Menge Bücher mit Anleitungen zum Supersex auf dem Markt sind oder Titel wie *Die Geheimnisse der Pornostars,* sollten Sie Ihren Partner beruhigen und ihm sagen, dass er sie nicht gleich lieben muss wie ein Pornostar, um Sie zu befriedigen. Heute müssen die Frauen mehr denn je dazu beitragen, die Männer von ihren erdrückend hohen, unrealistischen Erwartungen zu befreien. Unter anderem auch deshalb, weil neben der Pornoindustrie nun auch noch die Pharmaindustrie zunehmend jüngere Männer mit potenzfördernden Mitteln wie Viagra, Levitra und Cialis umwirbt und sie außerdem mit Marketingbotschaften bombardiert, die eine rein penisfixierte Rein-raus-Vorstellung von Sex verbreiten, sich die Versagensängste zunutze machen und das Spectatoring eher befördern.

Wie ein Artikel in der *New York Times* neulich beschrieb, »nehmen viele Männer Viagra, um dem Erwartungsdruck gerecht zu werden, in unserer übersexualisierten Zeit stets perfekt im Bett sein zu müssen.« Schon bald wird der Geldbeutel eines hoffnungsfrohen Teenagers nicht nur ein Kondom, sondern ein Kondom und eine kleine blaue Pille enthalten. (Jedes Mal, wenn ich einen Vortrag an einer Universität halte, bin ich entsetzt darüber, wie viele von meinen Zuhörern regelmäßig Viagra einnehmen. Nicht etwa, weil sie das bräuchten, sondern weil sie auf diese Weise schneller einen hochkriegen, wie sie mir stolz verkünden. Und ist das nicht genau das, was Frauen wollen?)

Doch viele Frauen werden mir bestimmt beipflichten, wenn ich sage, dass einen hochkriegen noch lange nicht bedeutet, dass man auch weiß, was man damit anfangen soll. Mit dem »Aufstieg« von Viagra scheinen dem weiblichen Orgasmus »harte Zeiten« bevorzustehen – außer Sie bringen Ihren Partner zur Räson und befreien ihn von seiner Erektionsfixiertheit.

Obwohl es in diesem Buch hauptsächlich darum geht, wie man einen Mann befriedigt, haben auch Sie selbstverständlich ein Anrecht auf eine befriedigende Sexualität. Er mag zwar »als Nächster drankommen«, aber bitte vergessen Sie nicht, dass Sie zuerst und dann immer wieder aufs Neue kommen sollten! Die Natur hat Sie schließlich aus einem bestimmten Grund mit einer Klitoris ausgestattet – machen Sie daraus mehrere Gründe! Wie schreibt der Bestsellerautor und Zoologe Desmond Morris in seiner Hommage an den weiblichen Körper *Die nackte Eva* so schön? »Jede Frau hat einen schönen Körper – das großartige Endergebnis einer Jahrmillionen währenden Evolution. Dieser Körper ist reich an erstaunlichen Anpassungen und subtilen Verfeinerungen, die ihn zum bemerkenswertesten Organismus auf unserem Planeten machen.« So gesehen kommt das Orgasmusvortäuschen einfach nicht infrage. Dieses Verhalten mündet automatisch in einen Teufelskreis aus gegenseitiger Abneigung, Vorwürfen und Wut – und auf keinen Fall in fantastischen Sex. Ihre Lust ist für seine unabdingbar.

Der Sex, den Sie geben, ist nur so gut wie der Sex, den Sie bekommen. In diesem Sinne geht es in *Mehr Lust für ihn* genauso sehr um Ihre Lust beim Sex wie um seine. Denken Sie daran: Das Aufregendste, was eine Frau für einen Mann (und sich selbst) tun kann, besteht darin, Sex ehrlich und in vollen Zügen zu genießen.

Die Feministinnen der 1960er- und 1970er-Jahre haben hart für das Recht der Frau auf sexuelle Befriedigung gekämpft und den Feminismus zu einem Synonym für sexuelle Freiheit und Gleichberechtigung gemacht. Zum Glück sind heute viele Frauen mit diesem Bewusstsein groß geworden und kennen es gar nicht anders. Ihnen geht es nicht mehr um ein Anrecht auf Sexualität, sondern darum, was man damit anfängt. Die Frauen von heute haben alle Freiheiten, aber wie sie diese nutzen, steht auf einem ganz anderen Blatt.

Die Männer von heute dagegen suchen nach Antworten. Angesichts der vielen unabhängigen, sexuell befreiten Frauen ist ihr Bild von Männlichkeit ständigen Veränderungen unterworfen und muss bitte schön stets abrufbereit sein. Und genau das ist es, was die Pornoindustrie und Viagra so verführerisch, aber auch so gefährlich macht. Laut Derek C. Polonsky, eines klinischen Psychiaters und Sexualtherapeuten der Harvard Medical School, »sind viele Männer in einem Verhaltensmuster gefangen, das die Angst und Isolation regelrecht befördert. (...) Das liegt auch an der unrealistischen Darstellung von Sexualität in vielen Filmen, in denen die verschiedenen Erregungsstadien nahtlos ineinander übergehen, eine ununterbrochene nonverbale, atemlose Leidenschaft herrscht und normalerweise der

Mann den Ton angibt und jederzeit weiß, was seiner Partnerin Lust bereitet.« Doch die gute Nachricht ist, dass diese sexuellen Verhaltensmuster, nach denen wir Liebe machen, mehr denn je in einer Umbruchphase sind. Diese Gelegenheit sollten die Frauen nutzen, um ihre Wünsche wahr werden zu lassen: Jetzt dürfen Sie den Ton angeben, meine Damen!

In der ersten Folge der TV-Serie *Sex and the City* überlegt Carrie, ob Frauen in einer Zeit, in der sie gleich viel Geld, Macht und Erfolg wie Männer haben können, auch Sex wie ein Mann haben können. Obwohl ich diese Frage instinktiv bejahen möchte, glaube ich im Grunde, dass die Frauen von heute schlauer sind. Anstatt Sex zu haben wie ein Mann, sollten sie ihren Partnern beibringen, Sex wie eine Frau zu haben und es sinnlicher, intimer, unverkrampfter, kommunikativer und letztendlich lustvoller zu gestalten – und zwar für Mann und Frau, anstatt sich einzig und allein auf die Ejakulation zu konzentrieren. Eine Frage, die ich meinen weiblichen Patientinnen häufig stelle, lautet: Wenn Sie keinen Orgasmus bekommen – können Sie den Sex dann trotzdem genießen? Beinahe alle bejahen meine Frage. Ihr Wunsch nach Sex entspringt in erster Linie einem Bedürfnis nach Nähe und Zärtlichkeit. Nun, auch Männer wissen so etwas wie Zärtlichkeit zu schätzen. Trotzdem sind für sie Sex und Orgasmus ein und dasselbe. (Das hat biologische Ursachen, da sie versuchen müssen, ihren Samen zu verbreiten.) Männer sind generell zielorientierter, während Frauen die unterschiedlichsten Facetten von Sex genießen können – sogar wenn sie selbst nicht zum Höhepunkt kommen. So gesehen wird es höchste Zeit, den Männern zu zeigen, welch enormer

Unterschied zwischen einer sinnlichen Erfahrung von Sex und dem rein orgasmusfixierten »Zum-Schuss-Kommen« besteht. Das ist der Weg zur wahren Lust, der über keine bestimmte Technik führt, sondern nur über eine neue Herangehensweise an Sexualität funktioniert, die Männer dazu inspiriert, neue Stadien von Erregung, Hingabe und Intimität zu erleben.

Im Vorwort habe ich die Frau auf der schwankenden Brücke als eine Art Idealgestalt beschrieben. Doch in Wirklichkeit ist unser Liebesleben oft alles andere als perfekt. Deshalb habe ich ein gerahmtes Foto von der Capilano-Canyon-Brücke auf meinem Schreibtisch stehen – nicht nur, um es meinen Patienten zu zeigen, sondern auch um mir als Mann und Ehemann regelmäßig in Erinnerung zu rufen, dass ich mich auf diese Brücke wagen muss, wenn ich die aufregende Frau in ihrer Mitte kennenlernen will. Im Grunde geht es darum, sich in der Mitte zu treffen und die Reise gemeinsam fortzusetzen – eine Reise, bei der man niemals aufhört, etwas dazuzulernen.

Quiz

Selbstverständlich müssen Sie das Buch *Mehr Lust für ihn* nicht chronologisch lesen. Doch falls Sie vorhaben, Teil I zu überblättern und gleich mit den Techniken in Teil II anzufangen, möchte ich Sie bitten, sich erst einmal folgende Fragen durchzulesen:

- Was ist das beste Sexspielzeug, das man für Geld *nicht* kaufen kann?
- Kennen Sie die drei Erektionstypen, die jeder Mann hat?
- Täuscht Ihnen Ihr Partner einen Orgasmus vor? Ja, Sie haben richtig gelesen! Sind Sie sich da wirklich sicher?
- Wie kann eine geschickte Beckenmassage dazu beitragen, den Penis Ihres Partners tatsächlich zu verlängern?
- Was sind die natürlichen Sexstimulanzien im Gehirn, und wie kann man dafür sorgen, dass sie produziert werden?
- Was ist der Unterschied zwischen Orgasmus und Ejakulation? Sind die beiden untrennbar miteinander verbunden?
- Kennen Sie den Unterschied zwischen einem »lokalen« und einem »globalen« Orgasmus, und wissen Sie, wie man Letzteren erreicht?

Wenn Sie diese wichtigen Fragen nicht wirklich beantworten können, sollten Sie sich ganz im Sinne der Philosophie von *Mehr Lust für sie* noch etwas zügeln und *Mehr Lust für ihn* vom Anfang bis zum Ende lesen.

P. S.

Als ich von meiner nationalen Lesereise nach New York zurückkehrte, hatte ich Charlie (den George-Clooney-Frauenhelden) schon fast wieder vergessen. Doch als wir uns dann am Kaffeeautomaten wieder gegenüberstanden und er wie auf Kommando sagte: »Doc, ich hatte letzte Nacht fantastischen Sex, sie war einfach *unglaublich*! Wenn Sie kurz Zeit haben, erzähle ich Ihnen gern…«, antwortete ich zu seinem großen Erstaunen mit Ja und schleppte ihn in mein Büro, um mich von ihm einweihen zu lassen.

Zu meinem großen Erstaunen erfuhr ich zuerst, dass all diese Frauen, von denen er ständig geschwärmt hatte, ein und dieselbe Frau waren, nämlich seine Ehefrau, mit der er seit neun Jahren verheiratet war und zwei Kinder hatte – ein drittes war bereits unterwegs.

Charlie hatte nie aufgehört, seine Frau zu lieben, und der Sex war bis zum heutigen Tag fantastisch.

Soll ich Ihnen sein Geheimnis verraten?

Gern, aber bis dahin…

Lieber Ian

Lieber Ian,

bringt es Ihr Beruf als Sexualtherapeut nicht mit sich, dass der Sex für Sie irgendwie entzaubert wird? Schließlich geht es dabei um mehr als nur um die richtige Technik und die verschiedenen Stellungen (»Stecken Sie A in B und fixieren Sie das Ganze«) – nämlich um Liebe. Und bleibt uns die Liebe nicht immer ein Rätsel, das sich niemals wirklich erforschen lässt?

Letitia, 28, Werbemanagerin

Eine tolle Frage, mit der ich meine Überlegungen zur männlichen Sexualität hervorragend auf den Punkt bringen kann: Je mehr ich über die Natur der Liebe und ihre sexuelle Ausprägung weiß, desto mehr Zauber bekommt sie für mich. Manchmal glaube ich, dass wir die Liebe nur deshalb als rätselhaft beschreiben, um uns vor der harten Arbeit zu drücken, die wirkliche Nähe nun mal erfordert. Wir leben in einer Kultur, die eine echte Sexualerziehung bitter nötig hat. Trotz der allgegenwärtigen, beinahe pubertären Besessenheit durch das Thema Sex verhalten wir uns bei unserem fleischlichen *Lusttraining* enttäuschend unreif.

Der zweithäufigste Scheidungsgrund nach finanziellen Problernen ist ein nicht funktionierendes Liebesleben, das hauptsächlich auf einem Mangel an Kommunikation und Information beruht. Wenn es darum geht, mit dem eigenen Partner über Sex zu reden, ist es in etwa genauso schwer, das Eis zu brechen, wie einen wirklichen Eisberg zu brechen – und wir alle wissen noch zu gut, was mit der *Titanic* passiert ist.

Um Ihnen einen Eindruck von meiner klinischen Philosophie zu vermitteln, möchte ich kurz erläutern, wie ich an einen neuen Patienten bzw. ein neues Paar herangehe. Die Sexualtherapie folgt normalerweise einem Modell namens P-LI-SS-IT, was eine Abkürzung für *Permission* (Erlaubnis), *Limited Information* (begrenzte Information), *Specific Suggestions* (spezielle Anregungen oder Vorschläge) und *Intensive Therapy* (intensive Therapie) ist: Als Erstes benötigt der Patient die *Erlaubnis,* offen über seine Sexualität zu sprechen. Zweitens braucht er *konkrete Informationen,* um seine Probleme bewältigen zu können – angefangen bei physiologischen Fakten bis hin zu psychologischen Reaktionsmöglichkeiten. Drittens braucht er *spezielle Anregungen oder Vorschläge,* wie er zu einer gesunden Sexualität gelangen kann. In manchen Fällen wird auch eine *intensive Therapie* benötigt, obwohl die ersten drei Stufen in den meisten Fällen ausreichend sind.

Ich habe die P-LI-SS-IT-Methode leicht abgewandelt und nenne sie die »Sieh-mich, fühl-mich, berühr-mich, heil-mich«-Methode. (Ja, ich war als Teenager in der Tat ein großer Fan von *The Who.*) Damit meine Beratung Erfolg hat, muss ein Patient zunächst einmal wirklich gesehen werden. Das ist wichtig, wenn man bedenkt, wie viele Menschen still an ihren Beziehungen verzweifeln. Als Nächstes gilt es, ein Gefühl für den Patienten zu entwickeln. Das emotionale Chaos muss effektiv kommuniziert und vom jeweiligen Partner verstanden werden. Der dritte und schwierigste Teil besteht aus Sex- und Intimitätshausaufgaben, die dann in den folgenden Sitzungen besprochen werden. All das muss geschehen, *bevor* der Heilungsprozess einsetzen kann. Um also die Frage meiner Leserin zu beantworten: Die Liebe ist in der Tat rätselhaft. Aber für sexuelle Ignoranz gilt das nicht – sie beruht schlichtweg auf Faulheit, Vorurteilen und Ängsten. Je mehr wir über Sex wissen, desto mehr können wir ihn schätzen, begreifen und genießen.

Und übrigens: Bloß weil wir gegen einen Eisberg gefahren sind, heißt das noch lange nicht, dass wir mit dem Schiff untergehen müssen!

Teil I

Der männliche Körper

Unter der Rüstung: Einblick in den männlichen Körper

Sex folgt ganz eigenen Regeln. Kennen Sie das Sprichwort »Angriff ist die beste Verteidigung«? Nun, für Sex gilt das eigentlich nicht. Beim Reden über Sex ist die beste Verteidigung gar keine Verteidigung.

Stellen Sie sich folgende Szene vor: Ein Mann steht mitten in der Nacht auf, um ins Bad zu gehen, und tappt durch einen dunklen, mit Möbeln vollgestellten Raum. Er streckt eine Hand aus, um nach der Badezimmertür und dem Lichtschalter zu tasten, während er mit der anderen – ja, was wohl?

Seine Genitalien beschützt.

Das ist nur logisch: Männer schützen nun mal ihr bestes Stück. Und warum auch nicht? Schließlich hat niemand etwas davon, wenn sie die Familienjuwelen verlieren.

Und wenn ich Ihnen jetzt erzähle, dass dieser Schutzinstinkt weitaus mehr ist als nur ein simpler Reflex, nämlich der Schlüssel zu den dunkelsten Winkeln der männlichen Sexualität?

Lassen Sie mich ausführlicher werden: Die männlichen Genitalien entwickeln sich nach außen. Schon ab einem sehr frühen Alter schützen Jungen sie intuitiv. Aber mit der Zeit weicht dieses Schutzbedürfnis einer ständigen »In-sich-Gekehrtheit«, einem körperlichen »Schwanzeinziehen«, das mehr oder weniger die gesamte Beckenregion betrifft. (Wenn Sie mir nicht glauben, brauchen Sie sich beim nächsten Club-Besuch nur einmal die Jungs auf der Tanzfläche anzuschauen. Sie zappeln wie wild mit Armen und Beinen, so als vollführten sie den »Tanz der fehlenden Mitte«. Kein Wunder, dass Elvis mit seinem Beckenschwung zum King werden konnte.)

Über die Jahre habe ich mit unzähligen Physiotherapeuten, Chiropraktikern, Tanz- und Yogalehrern gesprochen, die unisono sagen, dass das erwachsene männliche Becken häufig verspannt ist. All diese Profis versuchen, ihren Patienten und Schülern zu zeigen, wie man »sich öffnet« – entweder um etwas gegen ihre Rückenschmerzen zu unternehmen, Heilungsprozesse nach Verletzungen zu beschleunigen oder ihnen einfach nur zu zeigen, wie man auf der eigenen Hochzeit den Tanz eröffnet, ohne wie ein kompletter Idiot auszusehen.

Als Sexualtherapeut möchte ich Ihnen zeigen, wie Sie sein Becken öffnen können, damit er weniger gehemmten und mehr sinnlicheren und aufregenderen Sex erleben kann.

Aber diese »In-sich-Gekehrtheit« beschränkt sich nicht nur auf den Körper. Männer verbarrikadieren sich hinter zahlreichen Schutzschichten – hinter körperlichen, seelischen und psychologischen –, die zwar alle im Becken zusammenlaufen, aber ihren gesamten Körper und Geist durchdringen. So gesehen ist jeder Mann ein Ritter in einer mehr oder weniger glänzenden Rüstung.

Ich weiß genau, was Sie jetzt denken: »Moment mal! Schutzbedürftig? Von wegen! Wenn überhaupt, könnte ich etwas Schutz gebrauchen – zum Beispiel immer dann, wenn er meinen Kopf nach unten drückt und ich den Mund aufreißen und ›Ahhhh!‹ sagen soll.«

Genau meine Rede: Denn für die meisten Männer beginnt und endet der Sex mit dem Penis, ohne sich nennenswert auf weitere Körperregionen auszudehnen. Aufgrund ihrer Angst um ihre Eier, die ja jemand zerquetschen könnte, um ihr empfindliches Perineum (jener Bereich zwischen Hoden und Anus, der voller Nervenenden steckt und den männlichen G-Punkt beherbergt) und ihren Hintern, den gefälligst niemand zu betatschen hat, ist die männliche Sexualität eine äußerst beherrschte, ja begrenzte Angelegenheit – wenn nicht sogar eine einzige Verspannung.

Manche dieser Schutzreflexe sind rein körperlich und laufen unbewusst ab – so auch der Hodenheberreflex, der ausgelöst wird, sobald Sie eine seiner Schenkelinnenseiten berühren. (Die Hoden werden dann buchstäblich nach oben und nach innen gehoben.) Aber es gibt auch andere Schutzreaktionen, die überwiegend bewusst ablaufen und eher psychologischer Natur sind.

Bei der Entwicklung zum Mann, ja beim Reifungsprozess eines Mannes generell, geht es hauptsächlich darum, die Kontrolle zu behalten. So schrieb der Arzt R. Louis Schultz in seinem wegweisenden Buch *Out in the Open. The Complete Male Pelvis*:

»Um in dieser Gesellschaft zu überleben, müssen wir uns bis zu einem gewissen Grad kontrollieren können. Doch ein Zuviel an Kontrolle kann dazu führen, dass wir wie Roboter werden. Kontrolle bedeutet, immer recht zu haben. Kontrolle bedeutet, dass man sich nicht von seinen Gefühlen beeinflussen lassen darf. Kontrolle schließt so etwas wie Lebensfreude aus. Kontrolle bedeutet, seine Gefühle nicht zu zeigen. Kontrolle bedeutet, neutral, ja ein Neutrum zu sein. Kontrolle ist das Gegenteil von Sinnlichkeit. Kontrolle wirkt sich negativ auf eine lustvolle Sexualität aus. Kontrolle bedeutet, die Gefühle der anderen nicht wahrzunehmen bzw. nicht auf sie zu reagieren, da man ja nicht einmal seine eigenen Gefühle kennt. Kontrolle bedeutet, weder Hochs noch Tiefs zu kennen.«

Ich habe diese Passage deshalb so ausführlich zitiert, weil Schultz' detaillierte Beobachtungen zwar auf seinen Erfahrungen als Arzt und Experte für Tiefenmassagen beruhen, ich aber während meiner Sitzungen von vielen Frauen genau dieselben Beschwerden über Männer gehört habe: »Er hat überhaupt keinen Zugang zu seinen Gefühlen.« »Er kann einfach nicht loslassen, er behält alles für sich.« – »Wir haben zwar Sex, aber Liebe machen kann man das nicht nennen.« – »Er weigert sich, über Sex zu reden. Sobald ich das Thema anschneide, steht er auf und geht« – um nur ein paar Beispiele zu nennen.

Schultz schreibt noch mehr zum Thema Kontrolle und deren körperlichen Auswirkungen: »Wer eine derartige Kontrolle über sich erlangt, kann gar nichts mehr fühlen und wird gewissermaßen taub. Eine Taubheit, die den ganzen Körper betreffen kann, vor allem jedoch die anogenitale Region. Der Schutz beginnt da, wo man den anstößigen Penis und Anus einzieht.«

Wenn wir uns später mit der männlichen Psyche beschäftigen, wird dieser Bereich – die anogenitale Region oder der gesamte Beckenbereich, wie Schultz ihn nennt – bei sexuellen

Wunschfantasien noch eine große Rolle spielen. Obwohl das Becken schwer bewacht wird, ja manchmal sogar tabu ist, steht diese Region letztlich für ein Loslassen- und Sich-hingeben-Können, was sich zwar viele Männer wünschen, aber nur selten trauen. Jenseits des Penis liegt eine unbekannte Welt erotischer Lust, die es erst noch zu entdecken und zu erforschen gilt. Doch wenn der Mann nicht gerade ein chinesischer Schlangenmensch ist, handelt es sich dabei in der Regel um ein vollständig unberührtes Gebiet – um die körperliche Entsprechung der Verbotenen Stadt sozusagen.

Ein guter Grund, uns die gesamte Beckenregion einmal genauer anzusehen, um zu begreifen, warum deren Bestandteile aus körperlichen wie seelischen Gründen solcher Schutzschichten bedürfen.

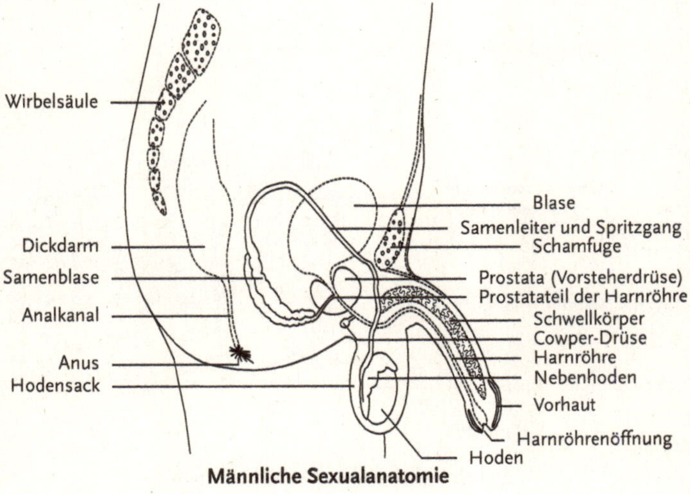

Männliche Sexualanatomie

»Kopfschutz«

Am Anfang unserer Reise entlang des Penis steht sein auffälligster Teil, der Kopf oder die Eichel. Dieser weiche, fleischige Bereich schwillt bei Erregung an und steckt voller empfindlicher Nervenenden. Vom Eichelrand bis zur Unterseite des Penisbändchens, für das viele Männer in sexueller Hinsicht eine Schwäche haben, ist die Eichel zweifellos der empfindsamste Körperteil des Mannes.

Wie die Klitorisspitze der Frau reagiert auch die Eichel unglaublich empfindlich auf Berührungen, vor allem nach dem Orgasmus oder in einem frühen Erregungsstadium. Die Eichel ist jene Region, die Männer beim Masturbieren am heftigsten, wenn nicht sogar ausschließlich stimulieren. Bei manchen

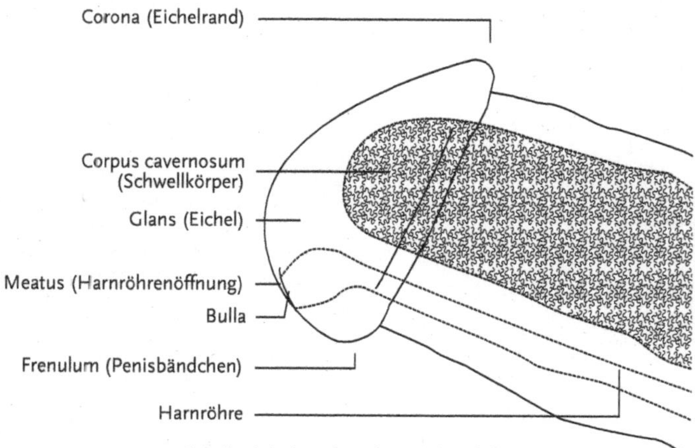

Eichel, Eichelrand und Penisbändchen

Männern reicht das Lustempfinden nicht über ihre Penisspitze hinaus. Wie schreibt die Autorin Sallie Tisdale in ihrem Buch *Talk Dirty To Me. Eine intime Philosophie des Sex* so schön: »Die männliche Sexualität scheint sich von meiner eigenen grundlegend zu unterscheiden, da dazu nichts weiter nötig ist als Kopf und Schaft des Penis. Ansonsten muss man sich um keine weiteren Körperteile kümmern, geschweige denn sie berühren, sie entkleiden oder verunreinigen…«

Aber aufgrund ihrer starken Empfindlichkeit ist die Eichel auch ein gut geschützter Bereich, und zwar in körperlicher Hinsicht ebenso wie in psychologischer. Wenn es um das Stimulieren der Eichel geht, ähneln die Beschwerden der Männer stark jenen von Frauen, die protestieren, wenn sich der Freund sofort auf ihre Klitorisspitze stürzt. Eine Frau sagte mir einmal: »Jedes Mal, wenn er mich oral befriedigen will, komme ich mir vor wie beim Stiertreiben in Pamplona – ich will ihm eigentlich bloß noch aus dem Weg gehen!« Aber nicht nur Frauen fühlen sich in dieser Hinsicht gedrängt. Hier ein paar Kostproben aus den Annalen verfolgter Penisse:

»Sie hat mich gemolken wie einen Kuheuter!«

»Sie hat in meinen Schwanz gebissen wie in eine Peperoni!«

»Passt bloß auf die Zähne auf, passt auf die Zähne auf!«

Ein Polizist, der schon so einiges erlebt hat, kommentierte die Fähigkeiten seiner Frau in puncto Oralsex folgendermaßen: »Eines kann ich Ihnen sagen: Vor ihren Blowjobs fürchte ich mich mehr als bei der Erstürmung einer Drogenhölle. Damit kann ich umgehen. Aber was ich mir wirklich wünsche, ist eine kugelsichere Weste für meinen Schwanz!«

Eine andere Form von Schutzmechanismus, der die Eichel betrifft, ist die Angst vor dem vorzeitigen Samenerguss. Beinahe jeder Mann hat hin und wieder mit einem vorzeitigen Samenerguss zu kämpfen. Es gibt Statistiken, die besagen, dass ein vorzeitiger Samenerguss in den USA dreimal häufiger auftritt als eine Erektionsstörung. Zahlreiche Sexreports belegen, dass die Lust am Sex von nichts so sehr geschmälert wird wie durch die Angst, zu früh zu kommen.

Der *Sex-and-the-City*-Star Kim Cattrall schrieb in ihrem Buch *Satisfaction. Die Kunst des weiblichen Orgasmus*: »Männer mit vorzeitigem Samenerguss scheinen mein persönlicher Fluch zu sein.« Und ich kann Ihnen aus männlicher Sicht gern bestätigen, dass es absolut keinen Spaß macht, der persönliche Fluch irgendeiner Frau zu sein – und schon gar nicht, wenn es um sexuelles Stehvermögen oder Kim Cattrall geht. Während wir von Werbung für Viagra und ähnliche Medikamente geradezu überschwemmt werden und Impotenz etwas völlig Normales zu sein scheint – wobei die Medien das Problem lieber mit dem schönen Wort Erektionsstörung verbrämen –, leiden Männer mit vorzeitigem Samenerguss weiterhin im Stillen. (Wobei ich es höchst interessant finde, dass viele Frauen den vorzeitigen Samenerguss als Kompliment auffassen, ja als Zeichen einer explosiven Leidenschaft nehmen, während die Erektionsstörung stets als persönliche Beleidigung oder Mangel an sexueller Attraktivität gewertet wird.)

Mit anderen Worten: Die empfindliche Eichel ist ein Krisengebiet. Es gibt eigentlich nichts Schöneres, als die Eichel stimuliert zu bekommen, würde es sich dabei nicht allzu oft um ein höchst nervraubendes Vergnügen handeln, das einfach zu viel des Guten ist. Wie Alex Comfort in seinem Buch *New Joy of Sex* über die Fellatio schreibt, »verkraften manche Männer nicht einmal einen kleinen genitalen Kuss, ohne sofort einen Samenerguss zu bekommen«.

Ihre Masturbationsgewohnheiten sind diesbezüglich auch nicht gerade eine Hilfe. Da sich die Männer bei der Selbstbefriedigung dermaßen auf die Eichel konzentrieren, haben sie sich den vorzeitigen Samenerguss gewissermaßen antrainiert, was zu einem lebenslangen sexuellen Versagen führen kann. Ich habe Männer beraten, für die der vorzeitige Samenerguss ein derartiges Problem war, dass sie sich überhaupt nicht mehr mit Frauen trafen oder die Beziehung zu ihnen abbrachen – häufig ohne jede Erklärung. Stattdessen schafften sie sich eine

Frage an die Männer: »Haben Sie Ihrem Penis je einen Kosenamen gegeben, und wenn ja, welchen?«
Antwort: »Spike, Godzilla, King Kong, Winzling, Krebs, Nervous Nelly, Eisenhans, mein kleiner Motor, der sofort/leider nicht angesprungen ist.«

Frage an die Frauen: »Welchen Kosenamen würden Sie dem Penis Ihres Partners geben?«
Antwort: »Speedy, Zippy, Schlaffi, Runzelchen, Faulpelz, Woody (nach Woody Allen – neurotisch und unentschlossen), der kleine Motor, der hätte sollen wollen können.«

gigantische Porno-DVD-Sammlung an und masturbierten alleine vor sich hin.

Aber es sei hier nur darauf hingewiesen, dass der in unserer Kultur übliche eingeengte Blick auf Geschlechtsverkehr und Samenerguss (also auf das ach so wichtige Abspritzen) die Männer bei aller Eichelfixiertheit dazu gezwungen hat, sich Methoden auszudenken, wie man sich vor allzu großer Lust schützen und die Ejakulation verzögern kann. Manche, die chronisch an einem vorzeitigen Samenerguss leiden, ziehen zwei Kondome übereinander, trinken jede Menge Alkohol, tragen betäubende Cremes auf, gehen im Kopf die Baseballergebnisse durch, ja denken sogar an Verstorbene – Hauptsache, ihre Lust wird dadurch in Schach gehalten. Dabei sind ihre Anstrengungen vollkommen fehlgeleitet: Anstatt sie dazu anzuhalten, ihre Lust zu drosseln, sollte man sie ermutigen, ihre Lust zu *steigern* und *auszudehnen* – und zwar weit über ihre Eichel hinaus. Mit anderen Worten: Man sollte sie dazu bringen, die Sache *langsam angehen* zu lassen.

Ein einschneidendes Erlebnis

Bei nicht beschnittenen Männern wird die Eichel vom Präputium bzw. der Vorhaut bedeckt, die sich bei Erregung zurückzieht. Die Beschneidung, die in vielen Ländern weitaus weniger verbreitet ist als in den USA, wird immer heftiger diskutiert und manchmal sogar mit einer Verstümmelung der Geschlechtsorgane verglichen.

Unbeschnittene Penisse

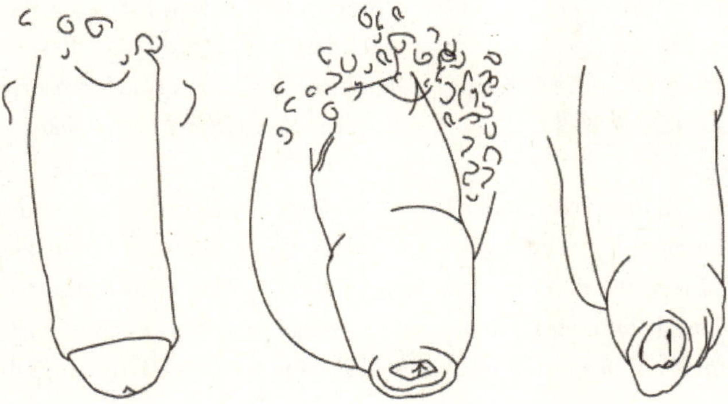

Es gibt Traditionalisten – meist Mitglieder des medizinischen Establishments –, die auf ihrer Position beharren, die Vorhaut sei ein überflüssiger Hautlappen, der die Intimhygiene erschwere und bei Männern wie bei Frauen potenziell Infektionen auslösen könne.

Andere behaupten, dass die Vorhaut für den Sex und die Intimhygiene eine wichtige Rolle spielt. Die Vorhaut steckt voller Nervenenden, und jeder unbeschnittene Mann wird Ihnen bestätigen, dass es unglaubliche Lust bereiten kann, sie zu stimulieren.

Aber für die meisten unbeschnittenen Männer in den USA stellt die Vorhaut eine höchst unerwünschte Extraschutzschicht dar. Unbeschnittenen Männern ist dieser merkwürdige Hautlappen peinlich, und sie müssen die Erfahrung machen, dass beide Geschlechter häufig angeekelt darauf reagieren. Eine

Frau gestand mir, dass sie, als sie die Vorhaut ihres Exfreunds zum ersten Mal sah, folgenden Scherz machte: »Was um Himmels willen soll ich bitte schön *damit* anfangen?« Von diesem Moment an litt der arme Junge unter Erektionsstörungen und schaffte es in ihrer Gegenwart nie wieder, einen hochzubekommen.

Ein unbeschnittener Patient erzählte mir einmal, dass er als Teenager im Umkleideraum derart wegen seiner Vorhaut gehänselt worden sei, dass er Angst hatte, man würde ihn mit Gewalt beschneiden wollen. Die Folge war, dass er die Sportmannschaft verließ und sein Leben lang Umkleideräume mied.

Lieber Ian,

Ich wollte meinen Freund zum ersten Mal oral befriedigen, als ich seine Vorhaut sah und erstarrte. Hal-lo! Ich war bisher nur mit normalen Männern zusammen und war ehrlich gesagt ziemlich entsetzt. Was soll ich tun?

Jenny, 26, Rechtsanwaltsgehilfin

Zunächst sollten Sie wissen, dass die Beschneidung in Nordamerika sehr häufig, in Europa und anderen Kulturen aber weitaus weniger verbreitet ist. Global gesehen ist es für einen Mann eigentlich normaler, nicht beschnitten zu sein.

Außerdem sollten Sie wissen, dass die Vorhaut eine wichtige Rolle für seine und Ihre Lust spielen kann. Die Vorhaut steckt voller empfindlicher Rezeptoren, die ihn anmachen. Und wenn sie sich hinter die Eichel zurückzieht, entsteht ein breiterer Rand, den viele Frauen beim Sex ganz besonders stimulierend finden. Manche nennen die zurückgeschobene Vorhaut sogar einen eingebauten »G-Punkt-Stimulator«.

Darüber hinaus sind unbeschnittene Männer in der Regel besonders sorgfältig, was die Intimhygiene betrifft – ihr Penis ist also mit großer Wahrscheinlichkeit sauberer als der von vielen anderen Männern. (Ich machte mal eine Umfrage unter Frauen und wollte von ihnen wissen: »Was ist wichtiger – ein großer oder ein sauberer Penis?« Der saubere Penis lag um Längen vorn!)

Trotzdem dürfen Sie ihm ruhig sagen, dass Sie noch nie mit einem unbeschnittenen Mann zusammen waren. Damit sind Sie bestimmt nicht die Erste! Aber achten Sie bitte darauf, liebevoll und konstruktiv mit diesem Thema umzugehen, und denken Sie daran: Die Vorhaut ist keineswegs ein Hindernis für fantastischen Sex, sondern kann ihn sogar noch befördern. Wie mir eine Frau gestand, »ist eine Vorhaut das beste Sexspielzeug, das man für Geld *nicht* kaufen kann.«

Geschaf(f)t!

Der Penisschaft ist gewissermaßen der Mittelteil und besteht aus drei Schwellkörpern aus schwammartigem Gewebe. In seinem klugen Buch *Talking Cock* nennt Richard Herring die beiden größeren Penisschwellkörper auch »›die Lunge des Verlangens‹, da sie das Blut bei Erregung regelrecht ›einatmen‹ – und die Luft anhalten, bis sie ihren Job erledigt haben. In Wahrheit handelt es sich beim Schwellkörper oder *Corpus cavernosum* je-

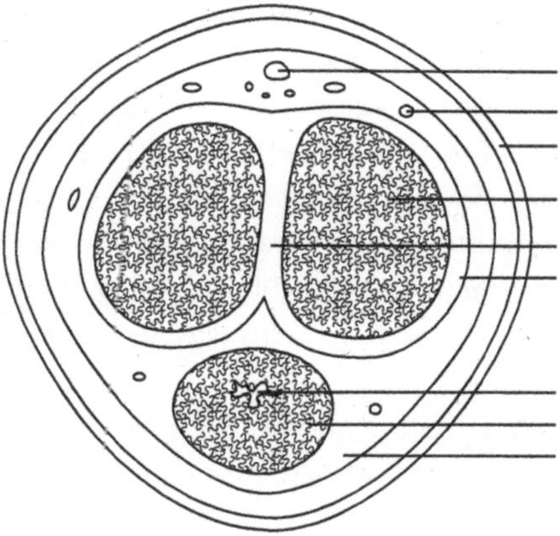

Querschnitt durch den Penis

doch nicht um einen Hohlraum, wie der lateinische Name vermuten lässt – im Gegenteil: Da drin geht unheimlich was ab, denn es kommt zu einem sensationellen, immer größer werdenden Blutstau.«

Betrachten Sie den Schwellkörper als eine Art Hydraulik des Verlangens. Ein System von »Ventilen« sorgt dafür, dass das Blut im Penis bleibt, um es dann nach dem Samenerguss wieder abfließen zu lassen, woraufhin der Penis erschlafft.

Kommt es auf die Größe an?

Viele Männer haben wegen der Größe ihres Penisschafts Komplexe. Die Angst, nicht gut genug bestückt zu sein, ist weit verbreitet, aber es gibt auch Männer, die befürchten, ihr Penis sei zu groß. Die Penisgröße spielt bei der männlichen Versagensangst eine wichtige Rolle, und zwar unabhängig davon, wie lange ihrer denn nun wirklich ist.

Aber kommt es wirklich auf die Größe an? Das ist eine äußerst subjektive Angelegenheit. Wenn für Sie die Größe eine Rolle spielt, dann ja. Die Klitoris steht im Mittelpunkt des weiblichen Orgasmus. Rein technisch gesehen ist also eine tiefe Penetration nicht notwendig, um eine Frau zum Orgasmus zu bringen. Der G-Punkt liegt allerdings innerhalb der Vagina, und ein klitoraler Orgasmus, der durch eine Stimulation des G-Punkts verstärkt wird, macht eine Penetration erforderlich – sei es mit dem Penis, der Hand oder einem Sexspielzeug. Doch da sich der G-Punkt nur 2,5 bis 7,5 cm innerhalb der Vagina befindet, tut es so gut wie jeder Penis, außer der Mann hat wirklich einen extrem winzigen Mikropenis. Doch laut BBC-Nachrichten hat nur einer von 200 Männern einen Penis, der in erigiertem Zustand weniger als 6 cm lang ist. Wenn man darüber hinaus bedenkt, dass so gut wie alle sensiblen Nervenenden, die zum weiblichen Orgasmus beitragen, innerhalb der ersten 2,5 cm der Vagina liegen, kommt es eher auf den Durchmesser als auf die Länge des Penis an.

Außerdem kann der erste Eindruck oft täuschen. Ein kleiner, nicht erigierter Penis kann seine Länge häufig verdoppeln, wenn er steif wird. Und obwohl die meisten heterosexuellen Frauen die körperliche Stimulation und/oder das Zusammengehörigkeitsgefühl durch die Penispenetration genießen, spielt die Größe eine geringere Rolle als allgemein angenommen, da die Vagina ein elastischer Muskelschlauch ist, der sich bei Erregung eng um den Penis schmiegt. Darüber hinaus ist Sex weitaus mehr als nur eine Technik, wie man zum Orgasmus kommt. Sex ist eine körperliche, seelische und emotionale Erfahrung – und all das zusammengenommen bestimmt, was eine Frau letztendlich über die Penisgröße denkt.

Warum wird dann überhaupt so ein Getue um die Penisgröße gemacht? Diese Frage ist die reinste Büchse der Pandora. Wenn man Frauen bittet, das Beste am Sex zu beschreiben, nennen viele den ersten Moment der Penetration und nicht den Orgasmus. Fragt man sie, warum, erwähnen beinahe alle die damit verbundene große Vorfreude und das starke Zusammengehörigkeitsgefühl. In der Tat »verfehlen« die meisten Stellungen, insbesondere die berühmte Missionarsstellung (laut Anthropologen die beliebteste auf der ganzen Welt) die Klitoris völlig. Ob als Folge kultureller oder emotionaler Faktoren oder aufgrund der damit verbundenen Möglichkeit zur Fortpflanzung bereitet der Geschlechtsverkehr Frauen auch ein emotionales Vergnügen, das weit über das rein Körperliche hinausgeht. Daraus ergibt sich, dass die Größe eher aus psychologischer als aus körperlicher Sicht eine Rolle für das sexuelle Lustempfinden spielt.

Was andere Frauen in puncto Größe sagen

»Heutzutage kommt es hauptsächlich darauf an, dass er überhaupt funktioniert. Einen guten Mann zu finden ist wirklich hart – aber noch besser ist es, einen wirklich harten zu finden!«

»Mich stört es nicht, wenn er klein ist – solange er dick ist!«

»Im Endeffekt kommt es nur darauf an, ob man zusammenpasst oder nicht. Und das hängt eher von der Person als von der Penisgröße ab. Man muss einfach seelisch und körperlich zusammenpassen.«

»Wenn man den Mann liebt, liebt man auch seinen Penis.«

»Die Größe ist völlig irrelevant, da die meisten Männer leider sowieso nicht wissen, was sie damit anstellen sollen.«

»Ich mag Männer mit kleinen Schwänzen, weil sie sich mehr anstrengen. Männer mit großen Schwänzen sind faul.«

»Das Tolle an der Vagina ist doch, dass sie elastisch ist – eine Größe für alle!«

»Die meisten Männer haben so wenig Ausdauer, dass mir die Größe gar nicht auffällt.«

Die Frauen, die darauf beharren, dass es sehr wohl auf die Größe ankommt, sagen das beinahe immer vor dem Hintergrund, dass ein Mann auch wissen muss, wie man damit umgeht. Das überhören viele Männer, vor allem jene, die die Klitoris gern links liegen lassen. Viele Männer scheinen zu glauben, dass sie ein großer Penis automatisch zu einem großartigen Liebhaber macht, oder umgekehrt, dass man mit einem kleinen Penis sexuell gesehen mehr oder weniger zum Zuschauen verdammt ist. Bei vielen Frauen, bei denen »größer« automatisch »besser« bedeutet, bezieht sich das im Grunde nur auf den ersten Eindruck. Wenn es dann richtig zur Sache geht, findet die Mehrzahl der Frauen, dass größer *nicht automatisch* besser bedeutet. So wie viele Männer die weibliche Brust je nach Größe und

Form mehr oder weniger erotisch finden – wobei sie dabei stark kulturell geprägt sind –, hat auch die Penisgröße nichts mit der eigentlichen Physiologie des Orgasmus zu tun und sagt nichts über die eigentlichen sexuellen Qualitäten aus.

Für viele Männer ist die Penisgröße eher eine Frage der Eitelkeit, als dass sie Angst hätten, ihre Partnerin nicht befriedigen zu können. Wie ein schicker Sportwagen oder eine elegante Rolex verstärkt ein großer Penis ihr Gefühl von Männlichkeit. Anders als Frauen, die mit ihren Geschlechtsgenossinnen gerne über die Größe ihres Busens und die damit verbundenen Unsicherheiten sprechen, vertrauen sich Männer einander nur sehr selten an, was sie über ihren Penis denken. Eine Frau dagegen braucht sich ja nur umzusehen, um zu wissen, dass sie in einer Welt mit Brüsten in allen erdenklichen Formen und Größen lebt. (Das Problem ist nur, dass sich die Männer ebenfalls umschauen und sich ein entsprechendes Urteil bilden.) Doch wenn sich ein Mann fragt, wie es um seine Maße bestellt ist, findet er dafür nur wenig Anhaltspunkte – außer er schleicht sich als Spanner in einen Umkleideraum oder eine Herrentoilette und riskiert dabei, entdeckt und verprügelt zu werden. Aus diesem Grund ziehen Männer hauptsächlich Pornos als Vergleichsmaßstab heran – und ziehen dabei logischerweise meist den Kürzeren.

Und wenn ein Mann auf seinen eigenen Penis hinunterblickt, wirkt er aus dieser Perspektive eher kleiner, als er es tatsächlich ist. So gesehen muss man sich nicht wundern, dass es von Pumpen bis hin zu Pillen einen riesigen Markt äußerst zweifelhafter Penisvergrößerungsprodukte gibt.

Lieber Ian,

mein Freund sagt ständig, er habe einen zu kleinen Schwanz, und entschuldigt sich fortwährend dafür. Oder aber er macht zynische Bemerkungen darüber, wobei ich sagen muss, dass er wirklich einen kleinen Penis hat. Ich überhöre diese Bemerkungen in der Regel, was das Ganze jedoch eher noch schlimmer macht. Was soll ich tun, wenn er das nächste Mal wieder von seinem kleinen Penis anfängt?

Liz, 28, Modeeinkäuferin

Die meisten Frauen sagen hinsichtlich ihrer geliebten Joysticks unmissverständlich, dass Männer viel zu viel Wind um viel zu wenig machen – mit anderen Worten: Männer machen sich viel zu viel Gedanken um ihre Penisgröße. Bei einer Erhebung, die ich neulich unter Collegestudenten durchführte, fragte ich: »Wenn Sie Ihre Freundin alles fragen könnten, was würden Sie dann über Ihr Liebesleben wissen wollen?« Ich war mir sicher, dass sie fragen würden, ob sie ihnen jemals einen Orgasmus vorgetäuscht hätte. Aber wissen Sie, was die Studenten mehrheitlich antworteten? »Wie beurteilt sie meinen Schwanz im Vergleich zu dem anderer Männer, mit denen sie vorher zusammen war?«

Als Frau können Sie die Bedeutung des Penis für die sexuelle Identität eines Mannes gar nicht hoch genug einschätzen. Also lassen Sie mich andersherum fragen: Stört es *Sie*, dass er einen kleinen Penis hat?

Jedes Mal, wenn ich mich mit Frauen unterhalte, die sich über die Ausstattung ihres Partners beschweren, stellt sich früher oder später heraus, dass das Problem nicht *seine* Größe, sondern *ihr* Mangel an sexueller Befriedigung ist. Egal, ob Sie mit der Penisgröße Ihres Freundes zufrieden oder unzufrieden sind, sollten Sie sich eher auf die Qualität als auf die Quantität konzentrieren. Denn außer Sie haben vor, ihn wegen seiner Penisgröße zu verlassen, wird sich daran weder von Ihrer noch von seiner Seite sehr viel ändern lassen.

Ich habe in der Tat viele Frauen kennengelernt, die sich von ihrem Freund getrennt haben, weil er sie sexuell nicht befriedigen konnte. Aber ich habe noch keine einzige Frau getroffen, die einen Mann nur wegen seiner unzureichenden Penisgröße verlassen hat. Es gibt da einen alten Witz, und der geht so: »Ein Mistkerl ist ein Mann, der Sie mit einem 7,5 cm großen Penis vögelt, aber Sie mit einer 15 cm langen Zunge zum Abschied küsst.« Das ist nur ein weiterer Beleg dafür, dass es beim Sex um weitaus mehr als nur um die Penisgröße geht. Ich rate Ihnen Folgendes: Wenn er das nächste Mal wieder eine Bemerkung über die Größe seines Schwanzes macht, sollten Sie das zum Anlass nehmen, ernsthaft mit ihm über dieses Thema zu reden. Fragen Sie ihn, warum ihm die Größe dermaßen wichtig ist. Wenn er sagt, weil er sie befriedigen will oder denkt, die Größe wirke sich negativ auf seine sexuellen Qualitäten aus, können Sie die Gelegenheit nutzen, um ihn vom Gegenteil zu überzeugen. So wie eine Bekannte, die ihrem Mann, der ebenfalls Komplexe wegen seines Schwanzes hatte, sagte: »Hör mal, dein Penis ist nicht der einzige, mit dem ich Bekanntschaft gemacht habe – aber der einzige, bei dem es sich gelohnt hat!«

Sollte das diejenigen mit einem eher kleinen Penis immer noch nicht trösten, möchte ich Folgendes zu bedenken geben:

Man schätzt, dass 5 bis 7,5 cm eines Penis im Perineum verschwinden: Je verspannter der Beckenbereich, desto größer ist auch die Wahrscheinlichkeit, dass die Muskeln im Perineum den Penis nach innen ziehen. Wenn sich das Becken eines Mannes mithilfe von Entspannung, der richtigen Atmung und Massagen öffnet – wir kommen später noch darauf zu sprechen –, kann das den Penis tatsächlich verlängern!

In vielen Fällen wird die Penisgröße auch deshalb zum Thema, weil der Mann *zu gut* bestückt ist. Viele Frauen bekommen angesichts eines so riesigen Penis Panik und haben Angst davor, verletzt zu werden. In manchen Fällen kann er tatsächlich Verletzungen verursachen, was aber nur in den seltensten Fällen bedeutet, dass Sie keinen Sex mit diesem Mann haben können. Stattdessen sollten Sie es bewusst langsam angehen lassen. Sorgen Sie dafür, dass Sie richtig erregt und feucht sind, und nehmen Sie bei Bedarf Gleitmittel zu Hilfe. Eine weibliche Patientin von mir hatte solche Angst vor dem Penis ihres Verlobten, dass sie ernsthaft darüber nachdachte, die Hochzeit abzublasen. Was das Ganze noch verschlimmerte, waren ihre Freundinnen, die sie ständig damit aufzogen und meinten, sie würden alles dafür geben, an ihrer Stelle zu sein. Dabei handelt es sich durchaus um eine berechtigte Angst, die sich negativer auf eine Liebesbeziehung auswirken kann als ein zu kleiner Penis.

Obwohl einige seiner Theorien überholt sind, verdient Sigmund Freud großen Respekt dafür, dass er die enorme Bedeutung der sexuellen Dynamik bei der Entwicklung der Geschlechteridentität herausgearbeitet hat. Er war natürlich ein

Kind seiner Zeit, und eine seiner weniger überzeugenden Theorien lautete, dass die Klitoris, die er als winzigen Penis bezeichnete, unreif sei: Der eigentliche oder reife weibliche Orgasmus sei in der Vagina angesiedelt. Eine Theorie, die Anne Koedt später in ihrem Aufsatz *Der Mythos vom vaginalen Orgasmus* eindrucksvoll widerlegen sollte. Von Freud stammt auch die viel geschmähte These, dass Frauen an Penisneid leiden. Sie besagt in etwa Folgendes: Ein junges Mädchen sieht den Pimmel ihres Vaters und ist verzweifelt, weil es selbst keinen hat. Es nimmt an, von der Mutter kastriert worden zu sein, und verbringt ihr ganzes restliches Leben damit, diesen Mangel unter Zuhilfenahme ihres Mannes und ihrer Söhne, die sie als anatomisch überlegen betrachtet, auszugleichen.

Obwohl ich bisher noch keine einzige Frau mit Penisneid kennengelernt habe, muss ich zugeben, dass viele Männer auf diese These hereinzufallen scheinen. Insofern ist Freud da vielleicht doch auf etwas gestoßen, weil er wohl wie die meisten Männer ziemlich schlaff durchs Leben gegangen ist. Angefangen beim heimlichen Bestaunen anderer Leute Schwänze über den Neid auf die Riesendildos der Pornografie bis hin zu antiken erotischen Darstellungen übertriebener Phalli haben Männer ihre Männlichkeit lange an der Länge und Steifheit ihrer Penisse bemessen.

Und nun für all jene Frauen, die sich schon einmal Gedanken darüber gemacht haben, wie es wohl wäre, »so ein Dingens« zu besitzen, hier ein paar Überlegungen ihrer Geschlechtsgenossinnen:

»Wenn ich einen Penis hätte, würde ich im Stehen pinkeln und hätte kein Problem damit, ihn in einer dunklen Allee oder hinter einem Baum hervorzuholen.«

»Ich würde meinen Samen spenden.«

»Ich würde mir von meinem Freund einen blasen lassen!«

»Es wäre interessant, zur Abwechslung mal selbst zu penetrieren, anstatt penetriert zu werden.«

»Ich würde die Welt beherrschen!«

»Ich würde Donald Rumsfeld quieken lassen wie ein Ferkel!«

Lieber Ian,

mein Freund will nicht, dass ich beim Sex oben liege, weil er Angst hat, ich könnte ihm den »Penis brechen«. Ist so etwas denn überhaupt möglich?

Tania, 36, Staatsanwältin

Ob Sie es glauben oder nicht: Es ist tatsächlich möglich, sich den Penis zu brechen, wenn auch sehr unwahrscheinlich. Interessanterweise ist die Angst des Mannes vor einem Penisbruch ein nicht ganz ungewöhnliches Phänomen und wesentlich stärker ausgeprägt, als so etwas tatsächlich geschieht.

Zu einem Penisbruch kommt es in der Regel dann, wenn ein erigierter Penis mit Gewalt auf einen härteren Gegenstand trifft, zum Beispiel auf einen Beckenknochen. Das hören Sie sofort an einem »krachenden« Geräusch. Seine Erektion wird verloren gehen, woraufhin sich sein Penis auf die eine oder andere Seite neigen wird. Dann bedarf Ihr Freund sofortiger medizinischer Hilfe und muss eventuell sogar operiert werden – nicht gerade das reinste Vergnügen.

Trotzdem habe ich noch keinen Mann kennengelernt, der sich den Penis gebrochen hätte, obwohl ich schon mit Patienten gearbeitet habe, die an der Peyronischen Krankheit leiden, einer Erkrankung, bei der eine Fibrose oder Gewebeverhärtung zu einem gekrümmten Penis führt. Gehört habe ich nur von einem einzigen Fall: Da saß die Frau, die wesentlich größer und schwerer war als ihr Sexualpartner, oben und hopste so rücksichtslos auf seinem besten Stück herum, dass es zu einem Penisbruch kam. Ich muss wohl nicht erwähnen, dass das Paar nach einem peinlichen Besuch der Notaufnahme und einer entsprechenden Rekonvaleszenzphase anschließend vorsichtiger war.

Und was die Sexstellungen anbelangt, führt jene, bei der die Frau oben sitzt, am seltensten zu einem Penisbruch, da der meiste Druck (und die meiste Lust) durch das Reiben der Klitoris am Beckenknochen entsteht. Falls Ihr Partner trotzdem noch Angst vor dieser Stellung hat, sollten Sie mit der Missionarsstellung oder einer Seitenlage beginnen und warten, bis er Sie ganz penetriert hat. Anschließend können Sie sich ganz sanft auf ihn draufrollen.

In Richtung Süden: Der wunderbare Weg

Wenn wir unsere Reise fortsetzen und am Penisschaft entlang in Richtung Unterleib weiterwandern, erreichen wir den Hodensack, der die Hoden enthält.

Der linke Hoden hängt normalerweise etwas tiefer als der rechte, da er sich bei der Geburt als Erster absenkt. Ungefähr 75 Prozent aller Männer sind »linkslastig« (auch wenn sich diese Zahl bei den Wahlen eher nicht niederschlägt…).

Der Hodensack ist die reinste Klimaanlage: Wird er großer Wärme ausgesetzt, erschlafft er und strebt vom Körper weg. Ist er dagegen mit großer Kälte konfrontiert, spannt er sich an und wird an den Körper gezogen.

Auch sexuelle Erregung führt dazu, dass die Hoden an den Körper gezogen werden, damit sie beim Sex geschützt sind. Wie

Perineum

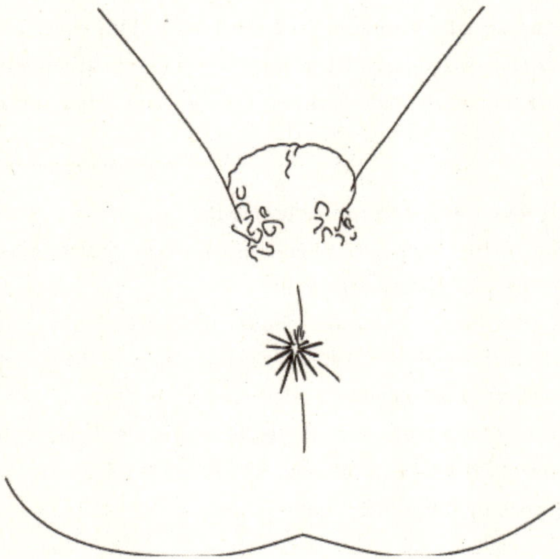

bereits erwähnt, können Sie den Hodenheber testen, indem Sie eine Schenkelinnenseite Ihres Partners berühren. Dann können Sie regelrecht zusehen, wie sich seine Hoden in den Hodensack zurückziehen.

Vom Hodensack setzen wir unsere Reise tief hinein in die »Schutzzonen« fort – heiße Klimazonen, die häufig tabu sind. Dazu zählt auch das Perineum, das die Peniswurzel enthält.

Dieser Bereich zwischen Hodensack und Anus gilt häufig als Niemandsland, weil er weder das eine noch das andere ist. Trotzdem steckt er voller Nervenenden und besteht aus erektilem Gewebe, das bei Erregung aufgrund einer erhöhten Blutzufuhr in den Beckenbereich anschwillt. Mithilfe einer Perineummassage ist es außerdem möglich, die Prostata oder Vorsteherdrüse zu stimulieren, die auch als männlicher G-Punkt bekannt ist – vorausgesetzt, er lässt Sie auch ran: Mit einem Hodensack, der in die eine Richtung, und einem Anus, der in die

Aus den Annalen terrorisierter Hoden

»Sie hat meine Hoden verschlungen wie ein paar Knödel!«

»Nicht quetschen – streicheln!«

»Konzentrier dich auf den Hodensack – die Haut – und nicht auf die Hoden. Ein vorsichtiges Kitzeln, Streicheln, Knabbern und Kneifen ist erlaubt.«

»Jedes Mal, wenn meine Freundin meine Eier berührt, bekomme ich eine Panikattacke. Es fühlt sich toll an, ist aber gleichzeitig auch eine Qual.«

entgegengesetzte Richtung zeigt, wird dieser Bereich in der Regel strenger bewacht als Guantanamo Bay.

Auch er hat einen Beckenboden!

Sowohl Männer als auch Frauen verfügen über einen Beckenbodenmuskel, der für die Gesundheit des Beckens verantwortlich ist.

Trainiert der Mann diesen Muskel regelmäßig, kann er den Sex auf natürliche Weise verlängern, besser zwischen Orgasmus und Ejakulation unterscheiden und einen intensiveren Höhepunkt genießen. Mit zunehmendem Alter klagen viele Männer darüber, dass ihre Orgasmen weniger intensiv und lustvoll sind. Mit ein Grund dafür ist eine erschlaffende Beckenbodenmuskulatur. Das sollte eigentlich Motivation genug sein! Wenn Ihr Partner also das nächste Mal ins Fitnessstudio eilt, sollten Sie ihm sagen, dass Gewichtheben nicht alles ist. Falls er eine Anleitung für das Beckenbodentraining braucht, können Sie ihm sagen, dass er zunächst einmal versuchen soll, seinen Urinstrahl mittendrin zu unterbrechen, um ein Gefühl für diesen Muskel zu bekommen.

Anschließend kann er den Beckenboden mehrere Male hintereinander anspannen und diese Kontraktionen in Anzahl und Länge steigern. Er kann die Übungen überall durchführen, aber es kann auch Spaß machen, den Beckenboden gemeinsam zu trainieren.

Beim Geschlechtsverkehr profitieren Sie beide von einer kräftigen Beckenbodenmuskulatur: Er kann länger durchhalten, und Sie spüren Ihren G-Punkt, wenn er die Übungen in Ihrer Vagina absolviert. Vergessen Sie nicht, ihn ebenfalls mit einer aktiven Beckenbodenmuskulatur zu verwöhnen. Am besten, Sie spannen den Beckenboden genau dann an, wenn er ihn gerade rauszieht. Oder aber Sie haben Sex, indem sie statt des üblichen Rein und Raus abwechselnd Ihren Beckenboden anspannen.

Bitte nie am Arsch vorbei!

Wie beim Perineum befinden sich auch am Anus zahlreiche Nervenenden, die ihn zu einem Quell großer Lust machen können. Andererseits ist der Anus auch sehr empfindlich und deshalb gut geschützt. Er ist sozusagen das *Herz der Finsternis* der männlichen Sexualität. Wenn Sie hier Murks machen, wird er durchdrehen wie Marlon Brando in *Apocalypse Now*.

Die Prostata ist eine walnussgroße Drüse, die unter der Harnblase liegt und die Prostataflüssigkeit produziert. Diese weiße, klebrige Flüssigkeit bildet den größten Teil der Samenflüssigkeit und dient dem Samen als Transportmittel.

Auch die Prostata kann ihm große Lust bereiten. Am besten lässt sie sich über eine Berührung des Anus stimulieren. Wenn Sie und Ihr Partner diesen Lustquell genießen wollen, müssen Sie etwa 2,5 bis 7,5 cm tief in sein Rektum vordringen, und zwar in Richtung vordere Seite des Körpers oder Bauch. Wer nicht ganz so weit gehen möchte, kann die Prostata auch von außen durch eine Perineummassage stimulieren.

Rectus Abdominus bzw. »Sixpack«

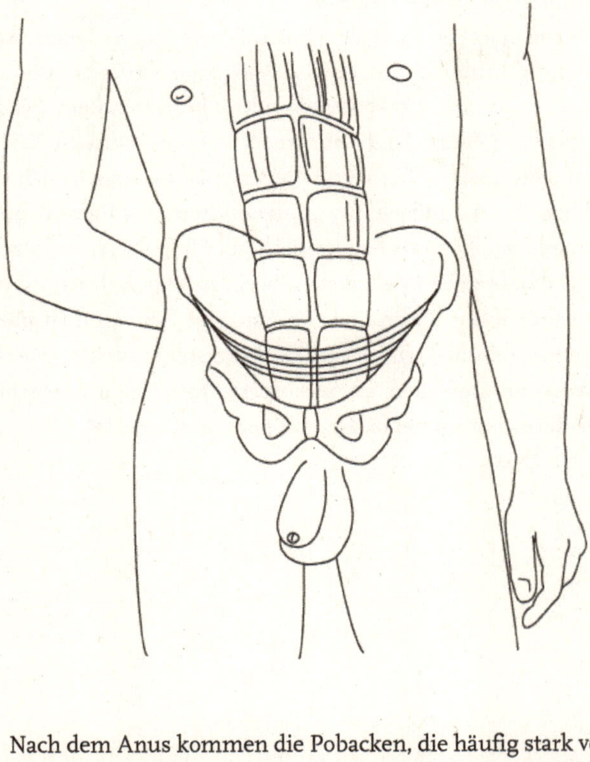

Nach dem Anus kommen die Pobacken, die häufig stark verspannt sind. Und dann gibt es da noch Bänder aus Fasergewebe im Lendenbereich: Den *Rectus abdominus* bzw. jene legendären Bauchmuskeln, die auch das »Sixpack« genannt werden. Wie Louis Schultz in *Out in the Open: The Complete Male Pelvis* so schön bemerkt, bilden diese Bänder eine Art Suspensorium.

Sitzt es zu eng, kann es die Sauerstoffzufuhr blockieren und Taubheitsgefühle verursachen.

Wenn man sich mit dem männlichen Körper beschäftigt, darf man sich nicht nur auf den Penis konzentrieren, sondern muss die gesamte Beckenregion mit einbeziehen. Beim Sex ist es meist der Penis, der die anderen Körperteile mitreißt. Leider sind diese meist völlig verspannt, erschlafft oder reichlich gefühllos. Der männliche Zwang, diesen Bereich aufgrund einer Kombination körperlicher und seelischer Faktoren zu schützen, kann das sexuelle Erleben stark beeinträchtigen. Doch indem Sie sein Becken öffnen und es als erogene Zone in Ihr Liebesspiel mit einbeziehen, können Sie ihm zu einer ganz besonders intensiven, sinnlichen, »außerkörperlichen« Erfahrung verhelfen, die eigentlich tief *in seinem Körper* verwurzelt ist.

Die männliche sexuelle Reaktion: Ein komplizierter Prozess

Immer wenn ich mit Männern über ihre sexuellen Ängste rede, kommen wir unweigerlich auf Erinnerungen aus ihrer Teenagerzeit zu sprechen: auf peinliche Erektionen, verstörende feuchte Träume und Masturbationstraumata. Viele dieser Männer wuchsen mit Brüdern und Schwestern auf und mussten sich jeden ungestörten Moment hart erkämpfen. Andere erlebten ihre eigenen verstörenden Versionen von *Portnoys Beschwerden*, weil ihre zudringlichen Mütter an die Badzimmertür trommelten und Einlass begehrten oder ihnen wegen der Flecken auf Laken und Unterwäsche Vorhaltungen machten. Egal, auf welche persönlichen Erfahrungen Ihr Partner zurückblicken mag: Als er den eisernen Griff der Lust und das damit verbundene unstillbare Verlangen kennenlernte, wird das während seiner psychosexuellen Entwicklung zweifellos zu Traumata, peinlichen Situationen und anderen Nöten geführt haben. Dieses hormongesteuerte Verlangen wird häufig wie ein unkontrollierbarer Zwang erlebt, mit dem man als Teenager und junger Mann möglichst schnell und heimlich fertigzuwerden versucht, anstatt es als Möglichkeit zur genussvollen Selbsterkundung zu begreifen. Obwohl der Prozess der Erregung bzw. die sexuelle Reaktion sehr nuanciert ist und in

Phasen verläuft, wird dies in der Regel nur als wilde Jagd nach dem Orgasmus erlebt. Es geht hier eindeutig um das Ziel und weniger um den Weg dorthin. Was eigentlich genossen werden sollte, wird mit einer derartigen Gier konsumiert, als handle es sich dabei um eine Art Henkersmahlzeit. Männer nehmen sich nur selten die Zeit, sich ganz individuellen, aufregenden Wunschfantasien hinzugeben, und greifen stattdessen lieber auf vorgefertigte Pornomaterialien zurück, um den Erregungsprozess zu beschleunigen. Zunehmend weniger Männer machen ihre sexuellen Entdeckungen innerhalb von Liebesbeziehungen. Stattdessen verlegen sie sich auf erotisches Junkfood. Häufig sparen sie sich ihre tiefsten Sehnsüchte für sterile Airbrush-Bilder oder anonyme Begegnungen in irgendwelchen Chatrooms auf. Dort sind die Männer wesentlich eloquenter als ihren eigenen Partnerinnen gegenüber, obwohl diese neuen sexuellen Erfahrungen durchaus positiv gegenüberstehen.

Prägende Pornos

»Pornos haben mein Liebesleben komplett ruiniert. Ich weiß gar nicht mehr, wie man es langsam angehen lässt, und bin unfähig, die einzelnen Phasen zu genießen, die zum Orgasmus führen. Ich werde so schnell erregt, dass ich nur noch möglichst schnell abspritzen will und damit basta. So etwas wie ein Vorspiel kenne ich gar nicht, da ich über dieses Stadium immer schon weit hinaus bin. Ich will so schnell wie möglich zum Orgasmus kommen. Und wenn ich mit

einer Frau zusammen bin, werde ich nervös und unsicher, weil Sex für mich mittlerweile nur noch Orgasmus bedeutet.«

Matt, 27, Grafikdesigner

»Als Junge habe ich mich mithilfe von Pornoheften selbst befriedigt, aber damals habe ich mir zu den Fotos wenigstens noch eine Geschichte ausgedacht. Ich weiß noch, wie das Mädchen in der Zeitschrift dabei zu dem Mädchen wurde, in das ich zu jener Zeit verliebt war bzw. zu der Frau, mit der ich später ausging. Die Fotos dienten eigentlich nur dazu, meine Fantasie anzuregen. Damals stellte die Selbstbefriedigung noch eine Bereicherung meines Liebeslebens dar. Durch die Filme wurde das Ganze einfacher, und ich brauchte mir keine eigenen Geschichten mehr auszudenken. Das Masturbieren fiel leichter, und ich wurde immer fauler. Die vorgegebenen Bilder führten zum Ziel, ohne dass ich meine eigene Vorstellungskraft bemühen musste. Doch durch seine ständige Verfügbarkeit verlor der Orgasmus auch an Bedeutung. Er war völlig losgelöst von meinen eigenen erotischen Vorstellungen. Ich masturbierte nicht mehr zu meinen eigenen Erfahrungen, dachte dabei nicht mehr an reale Frauen, mit denen ich zusammen gewesen war oder zusammen sein wollte. Dadurch habe ich gewissermaßen meine eigene sexuelle Identität verloren, genauso meine erotische Kreativität. Jetzt, wo es das Internet gibt, ist alles so … oberflächlich. Ich verliere mich regelrecht in all diesen Bildern und Filmen. Ich glaube, ich habe mich schon seit Jahren nicht mehr zu eigenen Fantasien befriedigt, ohne Pornos zu Hilfe zu nehmen. Doch das ruft gleichzeitig ein Gefühl von Einsamkeit und Leere in mir hervor. Angeblich soll es ja gesund sein, zu masturbieren, doch manchmal frage ich mich schon, ob das wirklich

noch stimmt. Früher konzentrierte ich mich beim Masturbieren auf mich selbst, inzwischen ist es eher eine Methode, dem wahren Leben aus dem Weg zu gehen. Früher fühlte ich mich nach dem Masturbieren vital und energiegeladen. Heute macht es mich bloß noch depressiv.«

Jonathan, 30, Web Content Manager

Wie bereits erwähnt, konzentriert sich die sexuelle Stimulation und Erfüllung beim Mann beinahe ausschließlich auf den Penis, auf Kosten anderer erogener Zonen, sei es nun im Beckenbereich oder anderswo. Während des Erregungsprozesses verfallen die Männer in eine Art Raserei, die zwingend in eine Ejakulation münden muss, und nehmen andere, subtilere Empfindungen gar nicht mehr wahr. Ejakulation und Orgasmus verschmelzen zu einer untrennbaren Einheit, obwohl es sich dabei eigentlich um zwei voneinander völlig unabhängige Prozesse handelt. Die männliche Sexualität ist zunehmend orgasmusfixiert statt lustorientiert.

Dieser männliche Erregungsprozess, der durch das Masturbieren nur noch verstärkt wird, ist mit der sexuellen Reaktion einer Frau häufig unvereinbar. Das wirkt sich natürlich auch auf unsere Beziehungen aus. Manche nehmen die Herausforderung an und verändern ihr Sexualverhalten, um auf die Bedürfnisse des Partners eingehen zu können. Andere schwelgen in Ignoranz, was nur deshalb funktioniert, weil der Partner solche Angst davor hat, zurückgewiesen zu werden, dass er den Orgasmus nur vortäuscht. Und wieder andere können sich einfach nicht von ihren pubertären Fantasien trennen. Sie flüchten sich in die heile Welt der Pornografie und bezeichnen jede Frau, die beim Verkehr nicht zum Orgasmus kommt, als frigide, unerotisch oder schlichtweg pervers. Oft haben diese vordergründig asexuellen Männer, die die Nacht lieber online als mit einer Frau aus Fleisch und Blut verbringen, noch eine ganz andere Motivation:

»Masturbieren ist einfacher. Da muss ich mir um sie keine Gedanken machen.«

»Auf die Art kann ich es so schnell wie möglich hinter mich bringen.«

»So muss ich mich wenigstens nicht mit Beziehungsproblemen herumschlagen.«

»Wenn ich mir einen runterhole, stehe ich nicht unter Erfolgszwang und habe auch keine Versagensängste.«

»Der Sex in meiner Fantasie oder im Internet ist besser als der in meinem Bett.«

Viele Männer entwickeln mit ihren Partnerinnen ein starres, stark verkürztes sexuelles Verhaltensmuster und nehmen den Weg des geringsten Widerstandes, der am schnellsten zur Befriedigung führt. Was sie zu Sexrobotern macht, für die die körperliche Liebe nur noch Routine ist. Unter Umständen kommt man sogar gleichzeitig zum Höhepunkt, der sich jedoch relativ schal anfühlt und qualitativ auch nicht besser ist, als wenn man sich selbst befriedigt. Willkommen in der Welt der einsamen Orgasmen!

Verlangen

Die Sexualforscher Masters und Johnson untergliedern die menschliche sexuelle Reaktion in vier unterschiedliche Phasen: Erregungs-, Plateau-, Orgasmus- und Rückbildungsphase.

Aber es gibt Experten, die noch eine weitere Phase ausgemacht haben wollen, die alle anderen in den Schatten stellt, nämlich das Verlangen.

Das Verlangen ist die launischste und mysteriöseste Phase überhaupt, weswegen sie Masters und Johnson in ihrer Definition der sexuellen Reaktion gar nicht erwähnten. Unter anderem auch deshalb, weil Verlangen und Erregung eng miteinander verbunden sind, vor allem bei Männern. Verschafft man einem Mann eine Erektion, will er auch gleich etwas damit anfangen, was unter anderem auch den großen Erfolg von Viagra und anderen erektionsfördernden Mitteln wie Cialis und Levitra erklärt. Was die Erregung stimuliert, stimuliert häufig auch das Verlangen.

Doch als Pfizer Viagra an Frauen testete, waren die Ergebnisse alles andere als ermutigend, und der Pharmakonzern musste seine Hoffnungen auf die Entwicklung eines weiblichen Pendants der kleinen blauen Pille bald aufgeben. Interessanterweise hatte Viagra auf Frauen mehr oder weniger dieselben Auswirkungen wie auf Männer: Der Blutfluss in die Genitalien wurde erhöht. Doch während die körperlich herbeigeführte Erregung bei Männern bald auch ein Verlangen auslöste, ohne dass dabei in großem Umfang durch Pornohefte oder Erotikfilme nachgeholfen werden musste, spürten Frauen im Großen und Ganzen kein Verlangen. Für Männer sind Verlangen und Erregung mehr oder weniger dasselbe. Sobald ein Mann einen Steifen bekommt, will er auch Sex haben. Aber bis bei Frauen ein Verlangen entsteht, müssen noch mehrere Faktoren hinzukommen, auf die viele Männer getrost verzichten können, nämlich Intimität, Zuneigung, Vertrauen, Humor, Respekt und ein Gefühl von Geborgenheit, um nur einige zu nennen. Männer wissen diese Faktoren ebenfalls zu schätzen, benötigen sie aber nicht unbedingt, um erregt zu werden und Sex haben zu können. Dieser Unterschied erklärt auch, warum sich Männer leichter tun, zwischen Sex und Liebe zu trennen.

Obwohl Männer unter Umständen leichter erregbar sind als Frauen, darf man nicht glauben, dass sie wandelnde, allzeit bereite »Ständer« sind. Auch wenn sie Sex ohne Liebe haben können, heißt das noch lange nicht, dass sie keine Liebe brauchen oder dass ihre Erregung nicht auch so etwas wie Liebe beinhalten kann.

Zum Beispiel suchen mich viele Männer auf, die ihre Frauen betrogen haben oder zumindest erwägen, sie zu betrügen. Viele behaupten, es ginge ihnen dabei weniger um den Sex als um eine emotionale Nähe, die sie zu Hause nicht mehr bekommen. Männer mögen leichter erregbar sein, aber das macht sie nicht automatisch weniger interessiert an Romantik oder an einer auf starken gegenseitigen Gefühlen beruhenden Liebe. Trotzdem ist es das Verlangen, das Sex auch über einen längeren Zeitraum hinweg interessant und prickelnd bleiben lässt. Das Verlangen bringt den Ball ins Rollen … und sorgt dafür, dass er auch im Spiel bleibt.

Auch in langjährigen Beziehungen darf man nie vergessen, dass das männliche Verlangen nach Sex nicht in den Genitalien, sondern im Kopf beginnt. Pfizer hat zwar insofern recht, dass es bei Männern einen größeren Zusammenhang zwischen Verlangen und Erregung gibt als bei Frauen, doch mit der Zeit bewirken die jeweiligen sexuellen Erfahrungen, dass dieser Zusammenhang ganz neu definiert wird. Was anfangs nur eine kleine Kluft zwischen den Geschlechtern ist, kann sich zu einem wahren Abgrund ausweiten, wenn sich die Aufmerksamkeit des Mannes nur noch auf seine Erektion und den Orgasmus richtet. Dann können Viagra und Pornos schnell zu einem billigen Ersatz für tatsächliches Verlangen und echte Nähe werden. Diese Kluft zwischen den Geschlechtern lässt sich jedoch verringern, wenn man sich beim Sex hauptsächlich auf das Steigern und Erhalten des Verlangens konzentriert.

Im nächsten Kapitel werde ich noch genauer auf die chemischen Abläufe im Gehirn beim Paarungsverhalten eingehen und erklären, warum das Nachlassen des Verlangens (parallel zum Nachlassen der Verliebtheit) etwas ganz Normales ist, das sich übrigens durchaus in den Griff bekommen lässt. Aber in einer Welt voller Klischees über die männliche Sexualität – »Männer sind ständig geil, die vögeln alles, was nicht schnell genug den Baum raufkommt« – kann eine Frau keinen größeren Fehler begehen, als sein Verlangen für selbstverständlich zu nehmen und zu erwarten, dass er doch wollen *muss, nur weil er einen Penis hat*!

Lieber Ian,

mein Mann hat selten Lust auf Sex und nimmt seit Neuestem Viagra, aber das hilft auch nichts. Er macht sich große Sorgen. Was können wir tun?

Kirsten, 35, Journalistin

Keine Sorge, so etwas gibt es öfter, als Sie glauben. Viagra wirkt sich zwar auf die Hydraulik der Erregung, nicht aber auf das Verlangen an sich aus. Stattdessen verschärft Viagra die fatale Kluft zwischen dem tatsächlichen Verlangen und der körperlichen Erregung und führt dazu, dass sich Dauerkonsumenten nur noch darauf »versteifen«, einen hochzukriegen, anstatt sich darüber Gedanken zu machen, wer oder was sie wirklich anturnt. Angemessen verwendet, kann das Präparat dem Mann helfen, einen Steifen zu kriegen, falls ihm dies aus körperlichen Gründen sonst nicht möglich sein sollte. Was Viagra dagegen *nicht* kann, ist, das Verlangen an sich zu stimulieren. Manchmal kann es ein Verlangen nach sich ziehen, aber der eigentliche sexuelle Appetit entsteht immer im Kopf. Deshalb wird auch Viagra nicht dazu führen, dass er Lust auf Sex mit Ihnen bekommt. Stattdessen sollten Sie lieber einmal Ihre Beziehung hinterfragen und überlegen, wie es eigentlich um Ihr eigenes Verlangen und Ihre erotische Kreativität bestellt ist, oder sich Gedanken um andere Faktoren wie Stress, Ernährung und Depressionen machen. Je nachdem, wie alt Ihr Partner ist, kann er unter Umständen auch gerade eine männliche Menopause durchmachen. Diese sogenannte Andropause ist durch niedrige Testosteronspiegel und ein dementsprechend gedämpftes Verlangen gekennzeichnet.

Der Spatz in der Hand …

Ich habe oft mit Frauen zu tun, die sehr frustriert sind, weil ihr Mann oder Freund zwar behauptet, kein Interesse an Sex zu haben, sie ihn dann aber trotzdem beim Masturbieren erwischen. Diese Frauen fühlen sich betrogen und belogen: »Wie kann er sagen, er hätte keine Lust, wenn er sich selbst befriedigt? Natürlich hat er Lust auf Sex, aber anscheinend nicht auf Sex mit mir.«

Falsch! Wenn Ihr Partner masturbiert, ist das im Grunde ein gutes Zeichen, weil es bedeutet, dass noch Libido vorhanden ist. Ihr Partner hat das Interesse am Sex nicht wirklich verloren, sondern die Beziehung muss in sexueller Hinsicht nur etwas gepflegt werden und benötigt eine kleine Frischzellenkur. Mit ein bisschen Kreativität und viel Kommunikation können Sie aus der alten langweiligen Sexroutine ausbrechen und lernen, was Sie beide wirklich anmacht (siehe auch Teil II dieses Buches).

Es ist nun mal so, dass während Ihrer Verliebtheitsphase äußerst wirksame Sexualstoffe aktiv waren. Diese haben dafür gesorgt, dass das Verlangen einfach da war, ohne dass Sie sich groß Gedanken darüber machen mussten. Doch jetzt müssen Sie daran arbeiten, was übrigens durchaus Spaß machen und dazu führen kann, dass sich Ihre Beziehung vertieft und Ihr Liebesleben wesentlich aufregender, dynamischer und abwechslungsreicher wird als vorher. Der Sex mag zwar nicht mehr so euphorisch und »gedopt« sein wie während Ihrer Verliebtheitsphase, aber das bedeutet nicht, dass er deshalb nicht besser oder zumindest anders sein kann.

Ich habe viele Paare um die fünfzig und sechzig kennengelernt, die darauf beharren, dass ihr Sex besser ist als je zuvor. Gleichzeitig sind sie die Ersten, die zugeben, dass er sich verändert hat. Aber sie sagen auch, dass er kreativer und zärtlicher geworden ist, weniger orgasmusfixiert, sinnlicher und eine große Nähe zwischen ihnen herstellt. Das liegt unter anderem daran, dass der Testosteronspiegel bei Männern mit fortschreitendem Alter sinkt, während ihr Östrogenspiegel steigt. Insofern ist es nur natürlich, dass man in dieser Lebensphase die sanftere Seite des Sex erkundet. Am glücklichsten sind jene Männer, die diese natürlichen Veränderungen annehmen können und bereit sind, mit ihrer Sexualität neue Wege zu beschreiten.

Menschen verändern sich. Beziehungen verändern sich. Warum sollte da ausgerechnet der Sex eine Ausnahme machen?

Das Verlangen vor dem Hintergrund der vergangenen Erfahrungen als eine Selbstverständlichkeit zu betrachten ist ein weit verbreiteter Fehler, der sich mit etwas Mühe leicht korrigieren lässt. Warum, glauben Sie, scheitern so viele Ehen in den ersten fünf Jahren? Wegen des nachlassenden Verlangens! Im nächsten Kapitel werde ich noch näher auf die grundlegende Dynamik des Paarungsverhaltens eingehen. Im Moment nur so viel: Normalerweise durchlaufen Beziehungen drei Phasen, die gewissermaßen genetisch in unserer Beziehungs-DNA verankert sind. Verankert, aber nicht fest einprogrammiert, denn obwohl ich die Macht und die Zwangsläufigkeit der natürlichen Selektion und den biologischen Determinismus anerkenne, glaube ich auch an die Macht sozialer Einflüsse sowie an den freien

Willen. Es ist nun mal so, dass der Mensch zu jenen drei Prozent Säugetieren gehört, die zur Monogamie neigen. Sie haben richtig gelesen: Die anderen 97 Prozent machen im Grunde nichts anderes, als »ficken und fliehen«. Aber von diesen drei Prozent ist der Mensch der Einzige, der *freiwillig* monogam lebt. Wir sind die einzige Spezies, deren Paarungsverhalten keinen fest vorgeschriebenen Gesetzen folgt – wir treffen Entscheidungen. Doch wenn wir ehrlich sind, ist es wesentlich leichter, Gesetze zu befolgen, als eine Entscheidung zu treffen.

Zurück zu den in unserer Beziehungs-DNA verankerten drei Phasen: Lust, romantische Liebe und Bindung. Die Lust bringt uns überhaupt erst in diese Zwickmühle. Sie ist anfänglich noch nicht zielgerichtet, sondern will einfach nur ausgelebt werden. Doch sobald die Lust ein Objekt der Begierde ausgemacht hat, wird sie zur Verliebtheit. In diesen ersten beiden Phasen der Lust und der romantischen Liebe sorgen hochwirksame chemische Prozesse dafür, dass wir uns zusammentun und auch zusammenbleiben. Die romantische Liebe bereitet den Boden für die Bindungsphase – jene Stabilität, die wir benötigen, um uns fortzupflanzen und Kinder großzuziehen. Doch in vielerlei Hinsicht wirkt sich die Bindung negativ auf die romantische Liebe aus. Genau hier kommen der freie Wille und die hohe Scheidungsrate ins Spiel. Sobald die erste Begeisterung verflogen ist, verzweifeln wir und machen uns Sorgen. Wir reden uns ein, unsere Beziehung sei gescheitert. Wir fühlen uns hilflos, abgelehnt. Also betrügen wir unseren Partner, ergehen uns in stillen Vorwürfen oder machen am besten gleich Schluss. Wir wissen einfach nicht, wie wir den Sprung in die

Bindungsphase schaffen und die Erregung der romantischen Liebe erhalten sollen. Die Natur zieht uns gewissermaßen den Boden unter den Füßen weg, und wir verlieren jeglichen Halt. Also sehen wir zu, dass wir neuen Boden gewinnen. In unserer Kultur lieben wir es, uns zu verlieben, ohne zu wissen, wie man diese Verliebtheit beibehält.

Aber wissen Sie was? Während ungefähr die Hälfte aller Ehen geschieden wird, heiratet die überwiegende Mehrheit der Geschiedenen erneut. Der Drang, sich zu binden, gewinnt wieder die Oberhand. Beim zweiten Mal sollte es doch eigentlich klappen. Fehlanzeige! Erschreckende zwei von drei erneuten Eheschließungen *enden wieder mit einer Scheidung.* Obwohl unsere Herzen am rechten Fleck sitzen – schließlich wünschen wir uns alle dauerhafte, stabile Beziehungen –, machen wir immer wieder dieselben Fehler. Und sind somit eine Gesellschaft, bei der die serielle Monogamie die lebenslange Beziehung in der Praxis bei Weitem überwiegt.

Das Verlangen wird somit zum Auslöser der sexuellen Reaktion. Aber denken Sie bitte nicht, dass das Verlangen ein isolierter Aspekt dieses Prozesses ist. Laut David Schnarch und seinem Buch *Die Psychologie sexueller Leidenschaft* führt diese eingeschränkte Sichtweise unmerklich dazu, dass wir das Verlangen auf die reine Bereitschaft loszulegen reduzieren, anstatt uns darauf zu konzentrieren, es beim Sex noch zu steigern. Was wiederum eine ausgesprochen pragmatische Auffassung von Sex begünstigt, die weit verbreitete Klagen über langweiligen, bedeutungslosen Sex ohne jegliche Form von Leidenschaft, Erotik und Intimität komplett ignoriert. Verlangen ist nämlich weit-

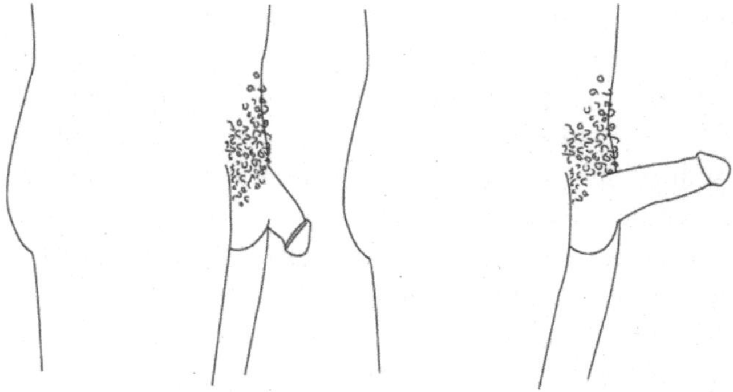

Schlaff **Erigiert**

aus mehr als nur ein Auslöser: Verlangen prägt den Anfang, die Mitte und das Ende von Sex sowie alles, was dazwischen liegt, und dient außerdem als erotischer Kitt zwischen den sexuellen Begegnungen. Verlangen führt nicht nur zu Sex, sondern wird auch durch Sex hervorgerufen.

Deshalb rät uns Dr. Schnarch dreierlei, nämlich erstens, uns mehr auf das Verlangen während des Sex zu konzentrieren als auf die Anfangsschwierigkeiten; zweitens, uns eher dem Partner als bestimmten sexuellen Praktiken zu widmen; und drittens, mehr Aufmerksamkeit auf das bewusst hergestellte Verlangen zu legen als auf den natürlich vorhandenen biologischen Drang. *Aus dieser Sicht ist das menschliche Sexualverlangen die komplexeste Erscheinungsform sexueller Motivation überhaupt.*

Erregung

Jetzt, wo wir die trüben Untiefen des Verlangens hinter uns gelassen haben, wird der vor uns liegende Weg wieder etwas übersichtlicher (obwohl auch er manchmal durch unsicheres Gelände führt). Bei Männern kann die Stimulation der Genitalien in kürzester Zeit zu einer Erektion führen.

Lieber Ian,

kann ein Mann ejakulieren, ohne eine Erektion zu haben?

Tricia, 26, Intendantin

Ja! Der Penis steckt voller Nervenenden, weshalb ein Mann auch bei einer unzureichenden oder gar nicht vorhandenen Erektion zum Orgasmus kommen kann. Von meinen Patienten, die unter einem vorzeitigen Samenerguss leiden, klagen viele junge Männer, dass sie zwar kaum eine Refraktärzeit benötigen (jene Zeit, die notwendig ist, um erneut erregt zu werden) und oft sehr schnell hintereinander eine zweite oder dritte Erektion produzieren können, aber häufig schon zum Orgasmus kommen, bevor sich ihr Penis wieder versteift. Wenn ein Mann mit einem schlaffen Penis ejakuliert, spritzt er zwar nicht so fest ab, spürt die Ejakulation aber deshalb nicht weniger.

Wussten Sie, dass jeder Mann drei verschiedene Erektionen kennt? Sage und schreibe drei Erektionen!

Der erste Erektionstyp, der durch erotische Schlüsselreize ausgelöst wird, ist die psychogene Erektion, die ich auch gern als »Hirnerektion« bezeichne. Darüber hinaus erleben Männer auch die sogenannte Reflexerektion infolge einer direkten Stimulation der Genitalien, die ich als »Körpererektion« bezeichne. Und dann kennen sie noch spontane, nächtliche Erektionen während der REM-Phasen, was auch erklärt, warum Männer häufig morgens Lust auf Sex haben: Weil sie dann nämlich mitten in einer nächtlichen Erektion aufgewacht sind.

Es lohnt sich, jede dieser Erektionen einmal genauer zu betrachten, weil sie bei der Erregung alle eine Rolle spielen. Zum Beispiel haben Männer häufig deshalb kein Interesse an Sex mehr, weil sie in ihrer Beziehung neue psychogene Reize vermissen – mit anderen Worten: Sie vermissen so etwas wie erotische Kreativität.

Reflexerektionen werden durch die Stimulation von Nerven im Genitalbereich ausgelöst, was auch die Nervenfasern im Penis aktiviert und den ersten Teil eines Reflexbogens auslöst, der sich bis in die untere Wirbelsäule fortsetzen kann. Werden diese Signale an das erektile Gewebe des Penis weitergeleitet, entsteht ein Reflexkreis – und *voilà*, der Mann hat einen Steifen! Doch manchmal kann ein Mann so depressiv oder gestresst sein, dass ihn weder psychogene noch Reflexreize erreichen können. Deshalb kann er morgens trotzdem häufig mit einer so genannten Morgenlatte aufwachen – was man sich als Frau durchaus zunutze machen sollte, ansonsten wäre es wirklich schade drum! Wie bereits erwähnt, kann Sex ein gesteigertes Verlangen auslösen. Die aufregende sexuelle Begegnung von heute liefert den Stoff für die Sexfantasien von morgen.

Daher rate ich Patienten manchmal, sich die Reflexerektion

zunutze zu machen und sich einfach auf die körperliche Stimulation zu konzentrieren. Denn es stimmt nun mal, was die Leute sagen: Sex führt zu mehr Sex. Manche Männer brauchen die körperliche Stimulation als »Starthilfe«, damit sie den berühmten Nike-Werbeslogan »Just Do It!« in die Tat umsetzen können. So banal es auch klingt: Mit nichts lässt sich das Liebesleben mehr auf Trab bringen als dadurch, dass man schlicht und einfach Sex hat. Das gilt vor allem für Männer. Bei ihnen konnte man nämlich mithilfe des bildgebenden Verfahrens der Positronenemissionstomographie (PET) nachweisen, dass sie wesentlich stärker auf Empfindungen in der Genitalregion reagieren als Frauen. Wie Geert Hofstede von der Universität Groningen auf der Konferenz der *European Society of Human Reproduction and Embryology* so schön sagte, »lässt das vermuten, dass die körperlichen Aspekte von Sex bei der Erregung von Männern eine wesentlich größere Rolle spielen als bei der Erregung von Frauen, für die Umgebung, Stimmung und eine entspannte Atmosphäre mindestens ebenso wichtig sind.« Die Vorstellung, dass Erregung leichter zu Verlangen führt als umgekehrt, bestätigen auch die Forschungsergebnisse der kanadischen Sexualforscherin und Therapeutin Rosemarie Basson. Die stellte fest, dass Paare in langjährigen Beziehungen häufig nicht mehr so viele spontane Sexfantasien haben wie früher. Dasselbe sagt die Paartherapeutin Michele Weiner-Davis in ihrem bahnbrechenden Buch zur unterschiedlich ausgeprägten Libido, *The Sex-Starved Marriage*. Ihr zufolge sorgen stimulierende Berührungen häufig für Erregung, die wiederum ein starkes Verlangen nach Sexualität auslöst. Demnach *folgt* das Verlangen auf die Erregung. Ich habe mal irgendwo gelesen, dass Sex sowohl ein Gift als auch ein Gegengift ist: Wenn Paare keinen Sex mehr haben oder zumindest nicht den Sex, den sie sich wünschen, kann die unausgesprochene Wut und Ablehnung zwischen den Partnern in der Tat die ganze Beziehung vergiften. Manchmal besteht dann das beste Gegengift darin, einfach Sex zu haben bzw. über den Sex zu reden, nach dem man sich sehnt.

Liebe auf den ersten Steifen?

Angefangen bei Romeo und Julia bis hin zu Leo und Kate im Film *Titanic* gefällt uns die romantische Vorstellung von Liebe auf den ersten Blick. Aber ist die Liebe auf den ersten Blick nicht eher eine Männerfantasie? Kann es sein, dass Männer dieses Phänomen häufiger erleben als Frauen? Wenn ich meinen Paaren die Frage gestellt habe: »Zu welchem Zeitpunkt Ihrer Beziehung waren Sie sich sicher, dass Sie den Rest Ihres Lebens miteinander verbringen wollen?«, sagten deutlich mehr Männer, dass sie dieses Gefühl gleich von Anfang an hatten, während die Frauen meinten, sie hätten erst eine Weile gebraucht, um diese Entscheidung zu fällen.

Wissenschaftler konnten tatsächlich nachweisen, dass die Hirnregion, die für die visuelle Verarbeitung zuständig ist, bei Männern während des Sichverliebens aktiver ist als diejenige von Frauen. So sagt die Anthropologin Helen Fisher: »Wenn der Zeitpunkt stimmt und ein Mann eine attraktive Frau *sieht*, sorgt seine Anatomie dafür, dass er die attraktiven *visuellen* Merkmale umgehend mit dem Gefühl der romantischen Liebe assoziiert. Ein sehr effektiver Trick, was das menschliche Balzverhalten betrifft!«

Wenn es um Sex geht – sehen dann Männer und Frauen etwas ganz anderes? Und spielt die visuelle Stimulation für die männliche Erregung eine wesentlich größere Rolle als für die weibliche?

Als der Pharmakonzern Pfizer seine klinischen Viagra-Studien mit Hilfe von Pornos an Männern durchgeführt hat, kam man zu dem eindeutigen Schluss, dass die visuelle Stimulation eine erhebliche Rolle für die männliche sexuelle Erregung spielt. Als man ähnliche Tests mit Frauen machte, trugen die Pornos nur wenig dazu bei, das Verlangen zu entfachen. Kann man daraus ganz einfach schließen, dass Männer visuelle Geschöpfe sind und Frauen nicht? Oder ist es vielmehr so, dass Frauen im Unterschied zu Männern schlichtweg mehr brauchen als nur visuelle Stimulationen? Oder aber sind Frauen unter Umständen genauso visuelle Geschöpfe wie Männer, nur dass Pornos hauptsächlich für Männer produziert werden?

Die meisten Frauen, mit denen ich gesprochen habe, sagen, dass Pornos sie durchaus anmachen können, sie sich diese aber nie allein ansehen würden. Sie sind Teil der Erfahrung, mit einem *bestimmten Mann* zusammen zu sein. Es gibt sogar Umfragen, die belegen, dass Frauen bei der Auswahl von Pornos eine immer größere Rolle spielen. Doch ich habe über hundert Männer und Frauen gefragt: »Haben Sie jemals für sich allein einen Porno aufs Hotelzimmer bestellt?« Alle Männer hatten das getan, bis auf diejenigen, die noch nie in einem Hotel übernachtet haben, wo man sich Pornos bestellen kann. Interessanterweise traf das jedoch nur auf einen äußerst geringen Prozentsatz an Frauen zu, und die hatten es auch eher aus Neugier getan als aus dem Wunsch heraus, sich erregen zu lassen.

Aber es gibt auch Stimmen, die wahrscheinlich zu Recht behaupten, dass Frauen genauso an Pornos interessiert sind wie Männer – nur dass die verfügbaren Pornos hauptsächlich die Bedürfnisse der Männer befriedigen und die Frauen außen vor lassen. In den 1980er-Jahren begann Candida Royalle, eine Pionierin des Erwachsenenfilms, Pornos für Frauen zu produzieren. Hier ein Zitat, was sie mit ihren *Femme-Fatale*-Filmen erreichen will:

»Ich habe die *Femme*-Filmreihe ins Leben gerufen, um auch Frauen in der Welt der Erwachsenenfilme eine Stimme zu verleihen und Männern etwas zu geben, das sie mit ihrer Partnerin teilen können. Ich bezeichne meine *Femme*-Filme gern als ›sinnlich eindeutig‹, oder wie eine Zuschauerin so schön sagte, ›Pornos für Paare‹. Sie werden feststellen, dass sie nicht so direkt sind und auch die traditionellen Großaufnahmen von Genitalien fehlen, die sonst so in Erwachsenenfilmen vorkommen. Stattdessen werden richtige Geschichten erzählt, zu guter, eigens für den Film komponierter Musik, und es gibt realistische Darsteller aller Altersgruppen.«

Und ist ihr Konzept aufgegangen? Hier ihr Kommentar, den sie abgab, als eine Szene aus ihrem Film *Urban Heat* in einer klinischen Umgebung getestet wurde:

»Diese Szene war für eine Studie ausgewählt worden, die erforschen wollte, was Frauen wirklich anmacht. Ellen Laan zeigte einer Gruppe von Frauen eine Hardcore-Szene aus einem typischen, für Männer gemachten Porno und anschließend denselben Frauen die Szene (...) aus *Urban Heat*, der als ›Erotikfilm für Frauen‹ gilt. Die sexuelle Reaktion der jeweiligen Frauen wurde aufgezeichnet. Anschließend wurden die Probandinnen nach ihren Empfindungen gefragt. Verkürzt gesagt schienen die Frauen rein körperlich auf beide Filme zu reagieren, aber ihre Antworten fielen höchst unterschiedlich aus. Was den Männerporno anbelangt, empfanden sie Scham und Abscheu, während ihre Reaktion auf meine Szene aus *Urban Heat* wesentlich positiver ausfiel. Über diese Studie wurde unter anderem in der *Sunday New York Times* berichtet.«

Candida Royalle ist noch immer im Geschäft. Eine neue Generation hat nachgezogen und produziert ebenfalls Pornos von und für Frauen – angefangen bei *Impulse Films* über *Cherry Bomb* bis hin zu *Playgirl TV*, ein eigener Pornokanal nur für Frauen. Lee Migliara, Pressesprecherin von *Playgirl TV*, sagte Folgendes über Pornos für Frauen:

»Frauen wollen Geschichten sehen und weniger Genitalien in Großaufnahme. Sie wollen ein spielerisches Szenario. Und sie wollen schickere Klamotten sehen.«

Hm... bedeutet das, dass Frauen in Pornos nur nach eleganterer Mode Ausschau halten? Bis heute konnte noch nicht abschließend geklärt werden, ob sich Frauen durch Pornos genauso visuell stimulieren lassen wie Männer, und auch nicht, ob die Verkaufszahlen von Frauenpornos jemals solche Höhen erreichen werden wie die für Männerpornos. Man kann nur hoffen, dass es sich um eine Entwicklung handelt, die es auch lohnt, sie weiterzuverfolgen.

Was uns Hose heißt, wie es auch hieße, würde lieblich duften

Während Männer in puncto sexueller Anziehung visueller orientiert sind als Frauen, konnte wissenschaftlich einwandfrei nachgewiesen werden, dass Frauen einen ausgeprägteren Geruchssinn haben als Männer und olfaktorische Reize für sie eine wesentlich größere Rolle spielen als für das andere Geschlecht. Kurz gesagt: Immer der Nase nach – die weiß genau, was Sie wollen!

Bei einer meiner Umfragen bat ich Männer und Frauen, verschiedene Faktoren zu bewerten, die für die sexuelle Anziehung eine Rolle spielen wie Augen, Brustgröße, Sinn für Humor, Modegeschmack usw. Bei der überwiegenden Mehrzahl von Frauen stand »sein Geruch« extrem weit oben auf der Liste und zählte neben Selbstbewusstsein, Größe, Sinn für Humor und einem schönen Gesicht zu den fünf wichtigsten Faktoren der sexuellen Anziehung. Männer fanden den Geruch einer Frau durchwegs ziemlich vernachlässigenswert.

Aber das heißt nicht, dass Männer nicht auf Duft reagieren, ohne es zu merken. Eine schwedische Studie kam erst kürzlich zu dem Ergebnis, dass Männer und Frauen unterschiedlich auf zwei Düfte reagieren, die für die sexuelle Erregung eine Rolle spielen: Dabei handelt es sich zum einen um ein Testosteronderivat, das entsteht, wenn Männer schwitzen, und zum anderen um ein Östrogenderivat, das bei Frauen vorkommt. Man nimmt an, dass es sich bei diesen Düften um Pheromone handelt, also um chemische Stoffe, die bei anderen eine Reaktion auslösen sollen. Laut der *New York Times*…

»… aktiviert die östrogenartige Komponente bei Männern den Hypothalamus, während sie bei Frauen nur die üblichen geruchsbezogenen Regionen aktiviert. Der Hypothalamus ist das Hirnzentrum, das unser Sexualverhalten steuert und durch die direkt darunter liegende Hirnanhangdrüse auch den Hormonstatus unseres Körpers beeinflusst. Interessanterweise aktivierte das Testosteronderivat den Hypothalamus von Frauen, während die Männer es als neutralen Geruch wahrnahmen. Die beiden chemischen Stoffe schienen ein Doppelleben zu führen: Beim eigenen Geschlecht wirkten sie neutral und beim anderen wie ein Pheromon.«

Wenn sich ein Paar nicht riechen kann, passt es auch nicht wirklich zusammen. Der individuelle Körpergeruch eines Menschen hängt von seinem Immunsystem ab. Laut *Psychology Today*…

»... trägt der Teil unserer DNA namens Haupthistokompatibilitätskomplex (MHC) zur Entstehung unseres individuellen Körpergeruchs bei. Da wir unsere Immunität von beiden Elternteilen vererbt bekommen und die menschliche Spezies durch eine möglichst breite Resistenz gegen Krankheiten am besten geschützt wird, sollen wir uns mit einem Partner paaren, dessen MHC-Profil sich deutlich von unserem unterscheidet. Deshalb, so legen Studien nahe, mögen wir den Duft von Menschen, die ein anderes Immunsystem aufweisen als unseres. Paare mit ähnlichen Immunsystemen haben ein erhöhtes Risiko für spontane Abgänge und generell größere Probleme, Kinder zu bekommen.«

Um die Theorie zu überprüfen, dass die DNA unterschiedlicher Immunsysteme die sexuelle Präferenz beeinflusst, führte Claus Wedekind von der Universität Bern eine Studie durch, bei der Frauen gebeten wurden, an verschiedenen, von Männern getragenen T-Shirts zu riechen und jene auszuwählen, die sie am meisten sexy fanden. Die Frauen entschieden sich durchweg für T-Shirts, die Männern gehörten, deren Immunsystem am meisten von dem ihren abwich. Weiter erhärtet wurde die Theorie auch dadurch, dass viele Frauen angaben, die von ihnen bevorzugten Kleidungsstücke würden sie an Exfreunde erinnern. Interessanterweise dachten sie bei T-Shirts von Männern mit einem ähnlichen Immunsystem wie dem ihren an männliche Verwandte wie Väter und Brüder. Laut Wedekind legt das nahe, »dass die vom MHC abhängigen Körpergeruchspräferenzen eine Rolle bei der Partnerwahl spielen.« Wenn es um die Partnerwahl geht, scheinen sich Gegensätze tatsächlich anzuziehen. Es ist besser, sich einen genetisch unterschiedlichen Partner zu suchen – und die beste Methode, das sicherzustellen, lautet: Immer der Nase nach! Kein Wunder, dass der Geruchssinn der Frau während des Eisprungs am stärksten ausgeprägt ist.

Harte Zeiten

Lieber Ian,

was ist der Unterschied zwischen Viagra, Levitra und Cialis? Ist das im Grunde alles dasselbe, nur unter einem anderen Namen, oder haben die Medikamente auch unterschiedliche Wirkungen? Als Frau sehe ich bloß die viele Werbung, möchte aber trotzdem wissen, was da möglicherweise auf mich zukommt.

Amanda, 32, Chefsekretärin

Alle diese Medikamente hemmen im Grunde das Enzym PDE-5 und erlauben dadurch den Muskeln in den Penisarterien, sich zu entspannen und zu weiten. Das erleichtert den Blutfluss in den Penis, der eine Erektion verursacht.

Wenn man weiß, dass ungefähr 150 Millionen Männer weltweit an einer erektilen Dysfunktion (ED) leiden, überrascht es nicht weiter, dass Viagra Konkurrenz bekommen hat.

Levitra wirkt schneller und hat angeblich weniger Nebenwirkungen. Die Wirkungsdauer von Cialis kann bis zu 36 Stunden betragen, sodass man sich als Paar nicht gezwungen fühlt, sofort Sex zu haben, nachdem die Tablette eingenommen wurde. Wie diese neuen Konkurrenzprodukte im Vergleich zu Viagra abschneiden, erfahren wir gerade aus den ersten klinischen Daten und Erfahrungsberichten von Ärzten. Viele Männer experimentieren gerne etwas, um das Medikament zu finden, das zu ihnen passt. Solche Experimente müssen jedoch unter ärztlicher Aufsicht durchgeführt werden, denn keines dieser Medikamente ist ohne Nebenwirkungen.

Als Viagra 1998 auf den Markt kam, wurde das Mittel weltweit 23 Millionen Männern verschrieben. Die jährlichen Einnahmen aus dem Verkauf liegen bei 2 Milliarden Dollar, und so gut wie jede Sekunde werden sechs Viagra-Rezepte ausgestellt. Laut der *New York Times* macht die Pharmaindustrie keinen Hehl mehr daraus, dass sie ihre Zielgruppe erweitern will, und behauptet, die erektile Dysfunktion nehme beinahe schon epidemische Ausmaße an: Der typische ED-Patient sei mittlerweile ein jüngerer, scheinbar wesentlich gesünderer Mann.

Doch falls die erektile Dysfunktion tatsächlich epidemische Ausmaße angenommen haben sollte – müssten wir dann nicht eher über einem Zusammenhang zwischen dem ED-Anstieg und der gleichzeitigen Zunahme von Übergewicht, Stress und Bewegungsarmut nachdenken? Laut Irwin Goldstein vom Center for Sexual Medicine an der Boston University sollten sich die Wissenschaftler genau mit diesen Faktoren beschäftigen: »Impotenz kann eines der ersten Anzeichen dafür sein, dass irgendetwas anderes nicht stimmt.«

So gesehen ist der schlaffe Penis vielleicht nur das neueste

Merkmal des übergewichtigen, gestressten, bewegungsarmen Amerikaners und Westeuropäers und insofern ein Krankheitsbild, das nicht mit Viagra, sondern eher ganzheitlich behandelt werden müsste.

Ob ein Mann nun tatsächlich ein erektiles Stimulans benötigt oder nicht – die Werbekampagnen für Viagra und die entsprechenden Nachahmerpräparate haben sich die männlichen Ängste rund um die »ideale« Steifigkeit und Erektionsdauer geschickt zunutze gemacht und befördern damit genau jene Ängste, die eine ED oft erst auslösen.

Genau wie der Mensch reagieren auch Erektionen nicht unbedingt positiv auf Druck von außen. Wie ein Reporter der *New York Times* bemerkte, »nehmen viele Männer Viagra, um dem Leistungsdruck in unserer übersexualisierten Zeit etwas entgegenzusetzen.« Die Ironie ist nur, dass Viagra zu einer Erwartungshaltung in puncto Potenz führt, der nur durch die Einnahme von Viagra entsprochen werden kann.

Genau dieser Marketingwahnsinn ist dafür verantwortlich, dass schon junge Männer mit Mitte zwanzig über Viagra sagen: »Es gibt mir ein gutes Gefühl und außerdem Potenz.« Aber würden sich diese Männer genauso potent fühlen, wenn sie wüssten, dass sich die überwiegende Mehrheit der Nervenenden, die der Frau Lust verschaffen, an der Oberfläche der Vulva befinden und dass es somit keinerlei Penetration bedarf, um eine Frau zum Orgasmus zu bringen? Ohne eine Erektion bzw. ohne Viagra, das diese Erektion hervorruft, mag sich ein Mann zwar weniger viril fühlen, kann aber durchaus ein wesentlich befriedigenderer Sexualpartner sein.

Laut der *New York Times* haben die großen Pharmaunternehmen in diesem goldenen Zeitalter der Erektion mehrere Millionen Dollar in Marketingkampagnen gesteckt, um die erektile Dysfunktion zu einem Lifestyle-Thema für deutlich jüngere Männer zu machen: »Und die Reaktion der Medikamentenhersteller darauf lautet nur: ›Warum auch nicht?‹«

Wer natürlich nicht nach seiner Meinung gefragt wird, sind die 30 Millionen Frauen am anderen Ende dieser Erektionen. Nach einer weiblichen Perspektive auf erektile Stimulanzien sucht man in der Medienberichterstattung vergeblich. Genauso wenig erfährt man über ihre Auswirkung auf das Liebesleben von Frauen oder darüber, wie sie die sexuelle Erwartungshaltung verändern, wobei die Lust der Frau oft genug zur Nebensache wird. Stattdessen scheint man all die Werbespots für bare Münze zu nehmen, in denen sich glückliche, befriedigte Frauen in der wiedergewonnenen Potenz ihrer Männer sonnen.

Bevor es diese pharmazeutische Behandlung von Impotenz gab, gingen Paare das Problem mit Hilfe von Übungen an, die für mehr Nähe, erotische Kreativität und Kommunikation zwischen den Partnern sorgen sollten. Die Paare wurden ermutigt, mehr Zeit mit Aktivitäten zu verbringen, die das Verlangen steigern, wie Kommunikation, Vorspiel, Fantasien, manuelle und orale Stimulation. Männer wurden dazu angeregt, über ihren Penis hinaus zu denken und nicht nur mit ihm Liebe zu machen. Die Ironie des Schicksals ist, dass diese Aktivitäten vielleicht nicht immer zu anhaltenden Erektionen führten, aber dafür zu mehr Nähe, stabileren Beziehungen, einem gesteigerten Verlangen und – jawohl! – zu mehr weiblichen Orgasmen.

Vor Viagra gingen Männer die erektile Dysfunktion eher ganzheitlich an. Jetzt löst eine kleine blaue Pille das Problem. Aber auf einer rein körperlichen Ebene und leider häufig zu Lasten psychologischer Faktoren. Sie wurde zu einer tödlichen Komponente unserer sexuellen Kurzsichtigkeit und unserer mangelnden romantischen Ausdauer, was ich SADD (Sexual Attention Deficit Disorder) nenne. Wie erst neulich im *Journal of Canadian Family Physicians* zu lesen war, »sind individuelle psychologische und in der Paarbeziehung liegende Faktoren nach wie vor wichtige Gründe dafür. Eine Paar- oder Sexualtherapie ist oft hilfreicher als das alleinige Verschreiben von Medikamenten.«

Trotzdem gibt es kaum Ärzte, die ein erektiles Stimulans in Kombination mit einer Sexualtherapie empfehlen. Und je mehr das Ausstellen von Medikamentenrezepten überhandnimmt, desto weniger wird über die eigentlichen Ursachen gesprochen – weder innerhalb der Arzt-Patienten-Beziehung noch innerhalb der langjährigen Liebesbeziehung. Stattdessen verlassen wir uns auf die vermeintlich schnelle Lösung, die uns die allgegenwärtige Werbung für diese Pille vorgaukelt, und drücken uns vor der anstehenden Aufgabe, über sexuelle Themen und Konflikte zu sprechen. Viagra & Co. bestärken uns nicht nur in unserem ewig gleichen Routine-Sex, sie lenken unsere Aufmerksamkeit noch mehr auf den koitalen Sex, bei dem der Penis fast schon zum verehrten Totem wird. Nachdem sie mit Viagra bekannt gemacht worden war, sagte mir eine Frau: »Es kommt mir beinahe vor, als sei der Penis eine Art Trophäe in einem Spiel, an dem er gar nicht wirklich teilnimmt. Aber wehe, ich spiele nicht begeistert mit und führe mich auf wie ein Cheerleader!«

Egal ob Viagra Eingang in ihr Liebesleben gefunden hat oder nicht: Viele Frauen haben sich längst mit einer Beziehung ohne Orgasmen abgefunden und täuschen den Höhepunkt lieber vor, als das empfindliche männliche Ego zu verletzen oder eine ohnehin eher unbequeme und lästige Aktivität noch weiter in die Länge zu ziehen. Und da viele in dem Glauben erzogen wurden, dass der Geschlechtsverkehr das einzig Wahre ist, um zum Orgasmus zu kommen, fühlen sich viele Frauen auch noch verantwortlich für ihre ausbleibenden Höhepunkte. Dadurch, dass sich Viagra rein auf das Körperliche statt auf das gesamte sexuelle Umfeld konzentriert, trägt es nur dazu bei, die weibliche Sexualität einem strikt phallozentrischen Modell unterzuordnen. Viagra bringt die Frauen einmal mehr dazu, sich für alles verantwortlich und schuldig, unerotisch und unzulänglich zu fühlen anstatt genervt und vernachlässigt, nachdem ihre Penispillen einwerfenden Partner sie wieder einmal unbefriedigt zurückgelassen haben.

Falls Ihr Partner also derzeit erektile Stimulanzien einnimmt oder eine solche Einnahme in Erwägung zieht, oder falls Sie irgendwelche kleinen blauen Pillen in seinem Geldbeutel entdecken, sollten Sie das unbedingt zum Anlass nehmen, die Kommunikation in Ihrer Beziehung zu verbessern. Denken Sie daran: Letztendlich nimmt er auch deshalb ein erektiles Stimulans, um Sie zufriedenzustellen. Aber wie bereits erwähnt sollte er wissen, dass zu gutem Sex mehr gehört als nur eine Erektion.

Die Plateau-Phase

Ist ein Mann erst einmal erregt, erreicht er irgendwann die Plateau-Phase, die von dreißig Sekunden bis zu zwei Minuten dauern kann. Prostata und Hoden schwellen an, die Beckenbodenmuskulatur wird angespannt und die Männer geben häufig ein Tröpfchen klarer Flüssigkeit ab. Danach nähern sie sich schnell dem *Point of no Return,* der Ejakulation, jenem Zeitpunkt innerhalb der Plateau-Phase, an dem sie mit oder ohne eine weitere Stimulation ejakulieren werden. Bei Frauen ist das anders. Selbst wenn eine Frau kurz vor dem Höhepunkt steht, kann sie ihn immer noch verfehlen, wenn sich die Stimulation ändert.

Meiner Meinung nach kommt es zwischen Frauen und Männern aufgrund ihrer unterschiedlichen sexuellen Reaktionen immer wieder zu großen Missverständnissen. Während Frauen oft gar nicht merken, wann der Mann den *Point of no Return* überschritten hat, glauben Männer häufig, dass eine Frau ab einem gewissen Punkt unweigerlich zum Orgasmus gelangen muss. Sie hören deshalb genau im kritischen Moment auf, die Klitoris zu stimulieren, um einen gemeinsamen Höhepunkt zu erzwingen, obwohl die weibliche sexuelle Reaktion bis zum Orgasmus immer noch unterbrochen werden kann. Sowohl beim Mann als auch bei der Frau ist die Plateau-Phase sehr intensiv und erregend, Körper und Geist sind kurz davor, vollkommen loszulassen. Doch leider ist es auch eine Phase, die viel zu oft vernachlässigt wird. Männer konzentrieren sich hauptsächlich auf die kurz bevorstehende Ejakulation, während

Frauen oft einen Vorgeschmack auf die orgasmische Entladung bekommen – nur damit der Mann sie ihnen dann plötzlich doch noch abrupt verweigert oder verkürzt.

Wer sich heißen Sex wünscht, muss schlichtweg lernen zu erkennen, wann der Mann die Plateau-Phase erreicht hat. Dann gilt es, ihn so lange wie möglich darin zu halten, ihn immer wie-

Zehn Dinge, die Sie schon immer über Sperma wissen wollten, aber nie zu fragen wagten*

1. Durchschnittliche Menge einer einzigen Ejakulation: etwa ein Teelöffel
2. Hauptbestandteil: Fruktose
3. Kalorien: etwa 5
4. Protein: 6 mg
5. Fett: 0 %
6. Durchschnittliche Ausstoßgeschwindigkeit: 40 km/h
7. Durchschnittliche Dauer: 4 bis 8 Sekunden
8. Durchschnittliche Menge Sperma, die ein Mann im Laufe seines Lebens produziert: 53 Liter
9. Durchschnittliche Anzahl von Kontraktionen: 4 bis 8
10. Längste Abspritzszene in der Geschichte des Pornofilms: 69,85 cm Filmmaterial

* Die Informationen stammen teilweise aus Joseph Cohens *The Penis Book*.

der bis an die Grenzen des Orgasmus zu bringen, nur um ihn erneut ein Stück hinauszuschieben.

Der Orgasmus

Vereinfacht gesagt ist der männliche Orgasmus der sexuelle Höhepunkt, zu dem es kommt, wenn der Penis mittels mehrerer lustvoller Kontraktionen Samenflüssigkeit ausstößt.

Im Grunde ist es ganz einfach: *Je mehr und je heftigere Kontraktionen, desto länger und besser der Orgasmus.* Das gilt sowohl für Männer als auch für Frauen.

Wie fühlt sich der männliche Orgasmus an? Ich habe ein paar Jungs gebeten, ihren Orgasmus zu beschreiben. Folgendes haben sie gesagt:

»Eine Eruption.«

»Ein Pulsieren und Pochen.«

»Ein intensives Zucken.«

»Das Gefühl konzentriert sich hauptsächlich auf meinen Penis, setzt sich aber in den ganzen Körper hinein fort.«

»Eine Explosion, gefolgt von einer Art Kitzeln.«

Zahlreiche Studien haben gezeigt, dass der männliche und der weibliche Orgasmus mehr Ähnlichkeiten als Unterschiede aufweisen. Im Rahmen einer Studie wurden beide Geschlechter gebeten, ihre Orgasmuserfahrungen zu beschreiben. Anschließend wurden sämtliche Informationen über spezifische Körperteile oder das Geschlecht gestrichen. Die Erhebungen wurden einem großen Team von Ärzten und Psychologen unterbreitet, die herausfinden sollten, welche Beschreibungen von wem stammten. Das Ergebnis war, dass es selbst für bestens ausgebildete Spezialisten so gut wie unmöglich war, die Männer von den Frauen zu unterscheiden.

Ein Quäntchen Glück

In Bezug auf Sex ohne Kondom legen sämtliche Studien nahe, dass die Samenflüssigkeit Beta-Endorphine enthält, die bei Frauen Depressionen lindern können. Würde sie Appetitzügler oder Anabolika enthalten, wären Designer-Knieschoner sicher bald der letzte Schrei!

In seinem Buch *O: The Intimate History of the Orgasm* zitiert Jonathan Margolis das kontrovers diskutierte Werk von Gordon Gallup von der State University of New York, der auf der Basis eines Fragebogens behauptet, dass Frauen, die Sex ohne Kondom haben, deutlich glücklicher seien als jene, die geschützten Geschlechtsverkehr pflegen. Darüber hinaus will er ausgemacht haben, dass Frauen, deren Partner kein Kondom verwenden, nach dem Scheitern ihrer Beziehung deutlich depressiver werden, dass Unruhe, Reizbarkeit und Selbstmordversuche bei der Verwendung von Kondomen zunehmen und Frauen mit Safer-Sex-Partnern länger brauchen, um neue sexuelle Beziehungen einzugehen als ihre Geschlechtsgenossinnen, die auf Kondome verzichten. Er kam zu dem Schluss, dass manche Frauen chemisch gesehen regelrecht abhängig von der Samenflüssigkeit wurden. Diese Studie ist wie gesagt sehr umstritten, aber wenn man bedenkt, dass die Samenflüssigkeit immerhin 60 Prozent der von der amerikanischen Gesundheitsbehörde empfohlenen Tagesdosis von Vitamin C enthält, ist es vielleicht nur noch eine Frage der Zeit, bis Spermakapseln das neueste Nahrungsergänzungsmittel sein werden – natürlich strikt ökologisch, versteht sich.

Ins Blaue hinein

Ganz egal, welche positiven Auswirkungen auf Seele und Körper ungeschützter Geschlechtsverkehr auch haben mag, ist er keineswegs zu empfehlen, außer man lebt in einer monogamen Beziehung und konnte sich bereits im Vorfeld davon überzeugen, dass der Partner gesund ist.

Ich muss Ihnen wahrscheinlich nicht erzählen, dass es so etwas wie absolut sicheren Sex gar nicht gibt. Trotzdem können und sollten Sie sich bemühen, Sex so sicher wie möglich zu gestalten. Indem Sie Kondome verwenden, das Thema ohne Scheu ansprechen und ihre Sexualpartner sorgfältig auswählen, können Sie das Risiko, sich mit Geschlechtskrankheiten zu infizieren oder diese weiterzugeben, deutlich reduzieren.

Allein in den USA stecken sich jedes Jahr schätzungsweise 19 Millionen Menschen neu mit Geschlechtskrankheiten an. Eine Zahl, in der jener hohe Prozentsatz der Bevölkerung noch gar nicht erfasst ist, der eine Geschlechtskrankheit einfach gar nicht angibt oder aufgrund fehlender Symptome gar nichts von der Erkrankung weiß. Geschlechtskrankheiten sind wieder auf dem Vormarsch. Man schätzt, dass 20 Prozent aller Amerikaner an Genitalherpes leiden und sich mehr als 50 Prozent der Frauen eine HPV-Infektion (Human Papillomavirus) zuziehen, die häufig zu Gebärmutterhalskrebs und Unfruchtbarkeit führt. Millionen von Frauen leiden an einer Chlamydieninfektion, die zu einer Eierstockentzündung und ebenfalls zu Unfruchtbarkeit führen kann. Außerdem dürfen wir die mehr als 1 Million Amerikaner nicht vergessen, die an AIDS erkrankt sind, und die vielen anderen Millionen, die HIV-positiv getestet wurden. Während viele Geschlechtskrankheiten Wunden, auffälligen Ausfluss oder andere Symptome verursachen, gibt es zahlreiche andere, die häufig unbemerkt bleiben und sich nur durch Bluttests nachweisen lassen. Man kann zum Beispiel mit Herpes infiziert sein, ohne selbst Bläschen zu haben. Was bedeutet, dass viele von uns überhaupt nicht wissen, ob sie oder ihr Partner an einer Geschlechtskrankheit leiden.

Intelligente Frauen schützen sich! Neuere Studien haben ergeben, dass heterosexuelle Frauen ein höheres Risiko für Geschlechtskrankheiten haben als heterosexuelle Männer. So beträgt die Wahrscheinlichkeit, dass sich das Herpesvirus von einer infizierten Frau auf einen Mann überträgt, nur zehn Prozent; sie liegt aber bei 20 Prozent für den Fall, dass sich der Virus von einem infizierten Mann auf eine Frau überträgt. Das ist zwar nicht fair, aber leider die Wahrheit.

Studien haben gezeigt, dass Frauen, eben weil Männer Geschlechtskrankheiten mit einer höheren Wahrscheinlichkeit weitergeben, ein größeres Interesse an der sexuellen Vorgeschichte ihrer Partner haben. Laut einer Umfrage, die vom Nachrichtensender MSNBC und dem Marktforschungsunternehmen Zogby durchgeführt wurde, gaben 48 Prozent der Frauen an, sich bei ihren Partnern nach Geschlechtskrankheiten zu erkundigen, während das nur 33 Prozent der Männer taten. Umso wichtiger ist es für Frauen aufgrund ihres erhöhten Ansteckungsrisikos, dieses Thema zur Sprache zu bringen und den genauen Gesundheitszustand ihres Partners zu kennen.

Ich bin immer wieder überrascht, wie viele intelligente, gut ausgebildete Frauen mir erzählen, wie peinlich es ihnen ist, das Thema Geschlechtskrankheiten anzusprechen. Sie haben Angst, dadurch weniger begehrenswert zu sein oder sich eine Abfuhr zu holen. Eine Frau meinte: »Es ist einfach total unerotisch, in so einem leidenschaftlichen Moment über die sexuelle Vorgeschichte zu reden – das macht einfach alles kaputt.« Viele Frauen befürchten auch, dass ihr Beharren auf einem Kondom dazu führt, dass der Mann sein Interesse verliert oder sein Lustempfinden eingeschränkt wird. Doch wenn es um die eigene Sicherheit geht, sollte nichts als zu peinlich, unerotisch oder nebensächlich betrachtet werden! Nur wenn man sich wohlfühlt, kann man sich auch wirklich entspannen und seinem Partner vertrauen. Und das sind die besten Voraussetzungen dafür, seine Lust ungehemmt auszuleben und sich gegenseitig zu erkunden. Glauben Sie mir: Wenn sich ein Mann keinen Deut um Ihre Sicherheit und Seelenruhe schert und sich weigert, ein Kondom zu benutzen, ist er höchstwahrscheinlich sowieso kein geeigneter Partner und auch kein guter Liebhaber.

Ich empfehle Ihnen folgende Faustregel: Wenn Sie sich nicht trauen, mit einem potenziellen Sexualpartner über Ihre gesundheitlichen Bedenken zu sprechen, sollten Sie lieber keinen Sex mit ihm haben. Guter Sex erfordert, dass man offen und ehrlich miteinander reden kann. Wenn Ihnen dieses grundlegende Vertrauen und gegenseitige Verständnis fehlt, wird der Sex aller Erfahrung nach sowieso nicht besonders befriedigend sein.

Sexuell aufgeklärt worden zu sein bedeutet mehr, als nur die Fakten zu kennen. Man muss auch den Mut aufbringen, Stellung zu beziehen und seine eigenen Interessen durchzusetzen. Nur wer von sich selbst und seiner eigenen Attraktivität überzeugt ist, kann auch laut sagen, was er will und braucht. Und so etwas ist immer sexy, glauben Sie mir!

Lieber Ian,

ich glaube, mein Freund täuscht den Orgasmus nur vor. Ist so etwas überhaupt möglich?

Eliza, 33, Eventmanagerin

Das ist durchaus möglich, vor allem, seit immer mehr Männer selektive Serotonin-Wiederaufnahmehemmer (SSRI) wie Zoloft, Paxil und Prozac einnehmen. Diese Medikamente erhöhen den Serotoninspiegel, was für Ruhe und Ausgeglichenheit sorgt, aber leider auch den unerwünschten Nebeneffekt hat, das Verlangen herabzusetzen und die Ejakulation hinauszuzögern. Sollte Ihr Freund Serotonin-Wiederaufnahmehemmer einnehmen, kann es gut sein, dass er den Orgasmus vortäuscht. Raten

Sie ihm, mit seinem Arzt zu sprechen, falls er unter unerwünschten sexuellen Nebenwirkungen leidet.

Es kann aber auch sein, dass Ihr Partner aus Stressgründen einen Orgasmus vortäuscht, vor allem, wenn er ein Kondom benutzt, was die Empfindlichkeit des Penis herabsetzt. Vielleicht fehlt ihm auch das Gefühl von Nähe, und er möchte Sie nicht verletzen. Die New Yorker Kolumnistin Amy Sohn schreibt in ihrem Interview mit einem männlichen Orgasmusvortäuscher:

»Für alle Männer, die sich in ihrem eigenen Remake von *Endless Love* wiederfinden, hat er folgenden Rat: ›Stoßen Sie zu, schreien Sie plötzlich laut Aah!, biegen Sie den Rücken ein wenig durch und spannen Sie die Muskeln an.‹ Doch was, wenn die Frau angesichts des ausbleibenden Samenergusses misstrauisch wird? ›Dann sagen Sie einfach: Es kommt nicht jedes Mal gleich viel. Und wenn Sie dann immer noch nicht locker lässt: Und, wo bleibt dein Beweis?‹«

Orgasmus vs. Ejakulation und der männliche multiple Orgasmus

Bei drei verschiedenen Typen von Erektionen ist es eigentlich kein Wunder, dass manche Experten sogar vier Orgasmustypen ausgemacht haben wollen. So schreibt die Sexualtherapeutin Barbara Keesling in ihren Büchern, dass Männer

1. einen nicht ejakulatorischen Orgasmus erleben können, indem Sie die Beckenbodenmuskulatur anspannen, um die Kontraktionen des Orgasmus zu spüren, ohne zu ejakulieren;

2. zu Multiejakulationen in der Lage sind, bei denen ein Mann mehrere unvollständige Ejakulationen erlebt;

3. eine Art »Aftershock«- oder Nachbeben-Orgasmus haben können, bei dem der Mann einen intensiven Orgasmus mit anschließenden weniger intensiven »Aftershock«-Kontraktionen erlebt;

4. eine retrograde Ejakulation oder Injakulation erleben, bei der der Samen in die Blase statt über die Harnröhre nach draußen geschleudert wird. Von der Injakulation ist häufig in Tantra-Sexbüchern die Rede. Dort gilt er als der Orgasmus schlechthin, während ihn die meisten Sexualtherapeuten als relativ harmlose Erfahrung bezeichnen, die hin und wieder vorkommt.

Während der männliche multiple Orgasmus eine tolle Strategie sein kann, die körperliche Erregung so intensiv wie möglich auszukosten, ist er nicht mit dem weiblichen multiplen Orgasmus zu verwechseln, der wirklich körperliche Ursachen hat. Anders als der weibliche multiple Orgasmus ist der männliche multiple Orgasmus eine reine Technik. Natalie Angier schrieb in *Frau. Eine intime Geographie des weiblichen Körpers*:

»... die Klitoris besitzt kein venöses Nervengeflecht. Bei Männern funktioniert es wie ein großer Kanal, durch den das Blut das Organ verlässt. Während der Erregungsphase sorgen die Muskeln im Penisschaft für eine vorübergehende Verengung des venösen Nervengeflechts, sodass das Blut hinein-, aber nicht mehr herausströmen kann. Die Klitoris scheint kein derartiges verengbares Nervengeflecht zu haben, ihre Gefäßversorgung ist weitläufiger. Bei sexueller Erregung nimmt zwar der arterielle Blutfluss in die Klitoris zu, aber der venöse Abfluss wird nicht verhindert, sodass sich das Organ nicht versteift. Warum auch? Es muss schließlich nirgendwo eindringen. Unter Umständen trägt die vergleichsweise raffinierte Natur ihres Blutaustauschs dazu bei, dass sich die Klitoris besonders leicht und schnell ausdehnen und entspannen kann, um der Frau etwas so Einzigartiges wie einen multiplen Orgasmus zu bescheren.«

Die Lösung

Jim Pfaus, Psychologe an der kanadischen Concordia University, sagte in einem Interview mit dem *Economist*: »Die Nachwirkungen von lustvollem Sex ähneln einem durch die Einnahme von Opiaten herbeigeführten euphorischen Zustand. Ein berauschender Chemie-Cocktail wird ausgeschüttet, wodurch unter anderem die Serotonin-, Oxytocin- und Vasopressinspiegel sowie die Anzahl der endogenen Opioide (des natürlichen, körpereigenen Äquivalents von Heroin) ansteigen.

Das erfüllt gleich mehrere Funktionen und sorgt dafür, dass sich der Körper entspannt und ein Gefühl von Wohligkeit und Sättigung entsteht, und lässt unter Umständen auch so etwas wie Liebe je nach den jeweiligen Begleitumständen entstehen.« Mit anderen Worten: Sex ist nicht nur ein Aspekt von Liebe – Sex *führt* zu Liebe und ist ein wichtiges Instrument, diese zu vertiefen.

Schließen Sie die Kuschelkluft!

Kuscheln oder nicht kuscheln, das ist hier die Frage. Ständig beschweren sich die Frauen bei mir über Partner, die nach dem Sex nicht kuscheln wollen, sondern sich stattdessen einfach umdrehen und anfangen zu schnarchen.

ER: »Nach dem Sex fühle ich mich wie tot, wie ein Verwundeter nach der Schlacht. Ich muss mich erholen. Ich muss schlafen. Ich weiß, dass sie kuscheln und Löffelchen liegen will, aber dafür bin ich viel zu ausgepowert.«

SIE: »Nach dem Sex bin ich ganz aufgekratzt. Ich bin entspannt und glücklich, gleichzeitig ist jede Faser meines Körpers quicklebendig. Wenn er noch könnte, würde ich definitiv weitermachen wollen. Ich bin nach wie vor erregt, und manchmal reicht mir ein Orgasmus einfach nicht.«

Doch bevor sie Ihren Partner dafür abstrafen, dass er sich umdreht und anfängt zu schnarchen, sollten Sie wissen, dass es biologische Gründe dafür gibt, warum er erschöpft ist und Sie immer noch ziemlich erregt sind. Männer müssen erst einmal die nötige sexuelle Spannung aufbauen, um eine Ejakulation zustande zu bringen. Dafür muss jede Menge Blut in die Genitalien hinein- und anschließend wieder hinausströmen. Das ist körperlich richtig anstrengend. Da Frauen nicht ejakulieren, zirkuliert das Blut noch länger in ihren Genitalien: Es fließt langsamer hinein und auch wieder hinaus. Deshalb bleiben Frauen länger erregt, und deshalb besitzen sie auch die Fähigkeit zum multiplen Orgasmus. Wenn sich Ihr Mann also umdreht und zu schnarchen beginnt, dann gönnen Sie ihm die Verschnaufpause! Zugegeben: Er könnte wenigstens so höflich sein, Sie im Arm zu halten, während er einschläft, aber das Herz hat er auch so am rechten Fleck.

Jetzt, wo wir den schwer bewachten Penis erkundet haben, sollten wir uns noch einmal mit einer Passage aus Joseph Cohens ebenso witzigem wie geistreichem *Penis Book* beschäftigen, bevor wir uns weiter in die männliche Sexualität vertiefen: »Wenn sie einen Eid schworen, legten unsere biblischen Vorväter die Hände auf die Hoden eines Zeugen, um ihre absolute Aufrichtigkeit und Ehrlichkeit zu demonstrieren. Wörter wie ›*bezeugen*‹ oder ›*Testa*ment‹ (von lat. *testes*, Hoden) legen noch heute Zeugnis davon ab.«

Wenn Sie das nächste Mal seinen Reißverschluss öffnen, sollten Sie ganz im Geiste dieser uralten Tradition die Hand auf seine Hoden legen und schwören: »Ich möchte seinen körperlichen und seelischen Schutzpanzer durchbrechen und seinen Körper mit ganz neuen Augen sehen.«

Das männliche Gehirn: Wenn's juckt

Der Dichter W. H. Auden schrieb, dass das sexuelle Verlangen ein unerträgliches Nervenjucken sei. Und so überrascht es auch nicht weiter, dass sich unser Verlangen zu einem großen Teil im Gehirn und nicht in den Genitalien abspielt.

Lieber Ian,

als meine Frau und ich uns kennenlernten, war der Sex dermaßen heiß und aufregend, dass wir gar nicht mehr voneinander lassen konnten. Heute ist das längst nicht mehr so. Ich sage es nur ungern, aber der Sex ist langweilig geworden.

Jack, 32, Pilot

Jack hat recht. Wir sagen es nur ungern und hören es noch viel weniger gern, denn wenn es um Sex geht, gibt es keine vernichtendere Kritik, als ihn als langweilig zu bezeichnen.

Langeweile ist der sexuelle Todeskuss. Adjektive wie schräg, ausgeflippt, hastig, eingerostet – ja sogar wie egoistisch, nervös, unberechenbar, zerstreut, neurotisch, sporadisch, angespannt, kaputt, phlegmatisch lassen wir uns in diesem Zusammenhang gerade noch gefallen, aber *langweilig*?

Dabei gehören sexuelle Langeweile und ein mangelndes

Interesse an Sex zu den häufigsten Beschwerden von Paaren, ironischerweise oft von jungen Paaren, die erst seit wenigen Jahren zusammen sind. In einer Gesellschaft, in der es nur noch um die unmittelbare Bedürfnisbefriedigung und sofortige Problemlösung geht und wir ständig mit Sextalk bombardiert werden, ohne uns je wirklich über unsere Sexualität auszutauschen, macht uns das verflixte siebente Jahr mehr zu schaffen denn je. Ohne Hilfe von außen und vermeintlich ohne Perspektive setzen wir lieber auf ein neues Pferd oder kommen zumindest zu dem Schluss, dass unsere Beziehung am Ende ist.

Doch was, wenn ich Ihnen erzähle, dass die sexuelle Langeweile, die sich so oft in unsere Beziehungen einschleicht, eine biologische Ursache hat? Was, wenn ich Ihnen sage, dass es die Natur selbst ist, die die lodernden Flammen der Leidenschaft entfacht, nur um sie bald darauf wieder zu ersticken und uns mit einer schwachen Glut zurückzulassen, die wieder neu entfacht werden muss, wenn wir nicht auf Dauer auskühlen und frigide bleiben wollen?

Geheimnisse aus dem Untergrund

Während meiner Interviews für dieses Buch habe ich 25 glücklich verheiratete Paare gefragt, ob sie ihren Partner mit einem One-Night-Stand betrügen würden, wenn sie mit absoluter Sicherheit wüssten, dass sie ungeschoren davonkämen. Das war natürlich keine wissenschaftliche Umfrage, aber von den 25 befragten Männern gaben 17 an, dass sie es tun würden, während dasselbe gerade einmal zwei Frauen behaupteten.

Aber was bringt einen glücklich liierten Mann dazu, sich auf einen One-Night-Stand einzulassen?

Nun, meine Damen, wenn Sie bei einem Pokerabend Mäuschen spielen könnten, würden Sie ungefähr Folgendes zu hören bekommen:

»Ich liebe meine Frau, aber ich bin einfach nicht mehr verliebt in sie.«

»Für eine neue, frische Pussy könnte ich glatt einen Mord begehen.«

»Beim Sex knistert es einfach nicht mehr.«

»Knistern? Ich bitte dich! Im Vergleich zu meinem Liebesleben ist sogar noch die Lektüre eines Telefonbuchs spannender!«

Und glauben Sie mir, ich weiß sehr wohl, dass sich nicht nur die Männer beim Sex langweilen. Neuere Studien legen sogar nahe, dass die weibliche Untreue jene der Männer bei Weitem übersteigt. Verlasst euch drauf, Jungs: Wenn ihr bei einem Frauenabend Mäuschen spielen könntet, würdet ihr mit Sicherheit Folgendes zu hören bekommen:

»Ich liebe ihn, aber er törnt mich einfach nicht mehr an.«

»Wenn ich beim Masturbieren an ihn denke, kann ich meinen Orgasmus vergessen.«

»Ich komme mit meinem Freund nur noch in Fahrt, wenn ich mir vorstelle, dass einer von uns jemand anderer ist.«

»Für eine Nacht mit heißem, schmutzigem Sex mit einem fremden Mann könnte ich glatt einen Mord begehen.«

»Da ist ja meine Steuererklärung noch spannender.«

Und was sagt uns das? Dass Männer und Frauen sich aus genau denselben Gründen betrügen?

Wie bereits erwähnt, tun sich Männer generell leichter, Sex und Liebe zu trennen – sie können Ehebruch begehen und ihre Frauen trotzdem noch aufrichtig lieben: »Das ist Sex und keine Liebe.« Diese Fähigkeit legt nahe, dass das Sexualverlangen bei Männern enger mit der körperlichen Erregung verknüpft ist, als das bei Frauen der Fall ist, und weniger abhängig vom sonstigen emotionalen Umfeld.

Wenn Frauen untreu werden, kommen normalerweise mehrere Beziehungsfaktoren zusammen, zum Beispiel eine langweilige Sexroutine zu Hause, eine unterbrochene Kommunikation oder eine schon länger bestehende Vernachlässigung. Meiner Erfahrung nach ist die Wahrscheinlichkeit, dass ein Mann einen One-Night-Stand hat, genauso hoch wie die, dass er eine längere Affäre eingeht, während Frauen eher eine richtige Affäre eingehen, als sich nur einen One-Night-Stand zu gönnen. Wenn Frauen untreu werden, halten sie meist gleich nach einer neuen Liebe Ausschau, während es Männern, zumindest anfangs, hauptsächlich um den Kick geht, den der Sex mit einer neuen Partnerin und das Risiko der Untreue bedeuten. Daher habe ich tatsächlich mit vielen Männern gesprochen, die eine Affäre eingehen, sich verlieben, ihre Frauen verlassen, die Geliebte heiraten – nur um sich dann letztendlich wieder zu beschweren, dass ihre neue Beziehung nicht mehr aufregend genug ist.

Was ist da schiefgelaufen? Hat sich der Reiz des Neuen erschöpft? War die Leidenschaft hauptsächlich wegen des Kitzels der Untreue so groß? Wollen wir immer nur das, was wir gerade nicht haben können? Finden wir es aufregender, jemanden zu erobern, als das Objekt unserer Begierde tatsächlich zu besitzen? Gibt es irgendeinen Trick, wie man in einer langjährigen Beziehung auch noch aufregenden Sex haben kann? Oder sind wir im Grunde eine Gesellschaft serieller Monogamisten, mit einem grundlegenden Bedürfnis, unserem Liebesleben in regelmäßigen Abständen wieder neuen Schwung zu verleihen? Oder vereinfacht gefragt: Gibt es so jemanden wie den oder die Richtige(n), den oder die Seelenverwandte(n) überhaupt, mit dem wir eine nie verlöschende Leidenschaft leben können?

Der griechische Dramatiker Aristophanes vermutete, dass Mann und Frau zu Anbeginn der Zeit ein einziges Geschöpf waren. Seit wir durch die Götter getrennt wurden, suchen wir nach unserer anderen Hälfte. Diese Suche, so Aristophanes, bildet den eigentlichen Kern der Liebe. Aber wurzelt die Liebe hauptsächlich in dem Wunsch, unsere andere Hälfte zu finden, und weniger darin, eine bestehende Beziehung intakt zu halten?

Erinnern Sie sich noch an meine Einleitung, in der ich erzählte, dass ich jede Menge Männer gebeten hatte, mir den besten Sex ihres Lebens zu beschreiben? Bei den meisten war das der Sex mit ihren langjährigen Partnerinnen. Doch so richtig gefunkt hat es vor allem zu Beginn ihrer Beziehung.

Als ich nachfragte, was diesen Sex so fantastisch machte,

wussten die meisten Männer nichts zu sagen. Gut, die jeweilige Frau konnte sicherlich geschickt mit einem Penis umgehen, aber das allein machte den Sex nicht fantastisch. Was ihn wirklich unvergesslich machte, war die Aufregung, die beide damals noch angesichts ihres Partners empfanden. Eine Aufregung, die sich nicht nur auf eine einzige sexuelle Begegnung beschränkte, sondern eine ganze Phase lang anhielt, in der der Sex wirklich fantastisch war, nämlich in der Verliebtheitsphase.

Anschließend stellte ich den Männern noch eine weitere Frage: »Ist der Sex nach wie vor fantastisch?« Hier bekam ich viele »Ja, aber« zu hören. *Ja*, sie hatten immer noch Freude am Sex (der manchmal sogar noch ein-, zweimal die Woche stattfand), *aber* er war eben längst nicht mehr so aufregend wie früher. In manchen Fällen war der Sex liebevoller und vertrauter geworden. Aber zumeist war er einfach nur noch langweilig. Beinahe alle von mir befragten Männer gaben an, der Sex sei nicht ansatzweise so heiß oder wild wie am Anfang ihrer Beziehung.

Die Worte »heiß« und »wild« fielen so oft, dass ich mich gezwungen sah, ihnen noch eine weitere Frage zu stellen: »Bitte beschreiben Sie mir in maximal fünf Worten, was für Sie heißer, wilder Sex bedeutet.«

»Unvorhersehbar, spontan. Aufregend, neu.«
»Herzrasen. So als würde ich Fallschirm springen.«
»Verschwitzt, gefährlich. Die ganze Nacht lang.«
»So wie nachts ohne Licht Auto fahren.«
»Unkontrollierbar, unaufhaltsam. Total grob.«
»Ein Adrenalinstoß.«

Dann bat ich sie, in maximal fünf Worten den Sex zu beschreiben, den sie jetzt hatten. Folgendes bekam ich zu hören:

»Zärtlich, liebevoll.«
»Gefühlvoll. Nett.«
»Sicher und vertraut. Tröstlich.«
»Verlässlich. Vorhersehbar. Angenehm.«
»Langweilig. Eine Pflicht. Immer dasselbe.«

Als ich die Männer fragte, inwiefern sich der Sex im Laufe ihrer Beziehung verändert hätte und warum er nicht mehr so heiß und wild war, waren die meisten Männer erneut sprachlos. Im Grunde habe sich gar nichts verändert. Vielleicht sei ja genau das das Problem.

Der Sex war zur bloßen Routine, zu einer rein körperlichen Angelegenheit geworden, ohne jegliche emotionale oder psychologische Dimension. Er war auf einen schalen, vorhersehbaren Prozess mit einem Anfang, einer Mitte und einem Ende reduziert worden. Ein Mann hat das perfekt zusammengefasst:

»Früher war der Sex wie eine Achterbahnfahrt: aufregend, unvorhersehbar, eine bunte Explosion von Gefühlen und Emotionen. Aber jetzt, wo ich die Strecke in- und auswendig kenne, macht die Fahrt längst nicht mehr so viel Spaß. Und wenn ich jeden Tag fahren kann, wozu soll ich mich dann noch groß anstrengen?«

Selten, wenn überhaupt, beschweren sich Paare am Anfang ihrer Beziehung über langweiligen Sex. (Dafür begegne ich vielen Paaren, die schon seit Jahren zusammen sind und mir gestehen, dass es in ihrer Beziehung schon immer ein gewisses Problem gab, das sie in dem Glauben ignoriert haben, es würde sich schon von selbst geben.) Manche Paare sind sich im Rückblick nicht mal sicher, ob der Sex jemals besonders heiß war, weil sie aufgrund ihres Verliebtheitsgefühls sowieso ständig auf Wolke sieben schwebten.

Laut *Psychology Today* ist ein Faktor, der ein Paar zusammenbleiben oder es scheitern lässt, der Grad, bis zu dem das jeweilige Nervensystem dazu neigt, nach neuen stimulierenden Erfahrungen zu suchen. Manche von uns sind geborene Abenteurer, die ständig neue, aufregende Reize benötigen, gerne Risiken eingehen, unstet sind und die Gefahr lieben. Andere suchen eher das Vertraute und genießen die alltäglichen Rituale. Sie neigen dazu, den Geburtstag immer im selben Restaurant zu feiern, und lieben das Gefühl, jemanden in- und auswendig zu kennen. Nirgendwo kommen diese Unterschiede zwischen »Abenteurern« und »Gewohnheitstieren« mehr zum Tragen als bei der sexuellen Vereinbarkeit.

Höchstwahrscheinlich haben Sie Eigenschaften von beiden Typen, wobei jedoch die Eigenschaften des einen Typus überwiegen. Wenn Sie und Ihr Partner demselben Typus angehören, haben Sie langfristig die größten Chancen auf ein erfülltes Liebesleben. Aber wenn Sie auf sexuellem Gebiet eher abenteuerlustig und mit einem Gewohnheitstier zusammen sind, werden Sie sich ziemlich anstrengen müssen, um einen Kompromiss zu finden, der beide Seiten zufriedenstellt. Häufig wird Ihnen Ihr unterschiedliches Naturell am Anfang der Beziehung gar nicht auffallen, wo noch der Reiz des Neuen überwiegt. Laut Marvin Zuckerman, Psychologe an der University of Delaware, ist die angeborene Sensationslust eines Menschen in der Anfangsphase einer Beziehung, wenn die Liebe noch ganz frisch und ein einziges Abenteuer ist, noch gar nicht unbedingt wahrnehmbar – erst wenn der Sex zur Routine wird, treten Probleme auf.

Süchtig nach der Liebesdroge

In den Anfangsstadien einer Beziehung überschüttet uns unser Gehirn mit hochwirksamen Sexualstoffen, die dafür sorgen, dass wir uns verlieben. Wir bezeichnen die Liebe gern als süßes Gift, ohne zu wissen, dass wir tatsächlich unter einer Art Gifteinfluss handeln.

Die Sexualstoffe, die in der Verliebtheitsphase ausgeschüttet werden, sind dieselben, die auch bei Untreue produziert werden. Interessanterweise sind es dieselben, die ausgeschüttet werden, wenn sich ein Drogenabhängiger einen neuen Schuss setzt. Laut der Anthropologin Helen Fisher »ist die romantische Liebe eine abhängig machende Droge. Direkt oder indirekt betrifft jede Form von Drogenmissbrauch eine einzige Leitbahn im Gehirn«.

Was sind das also für euphorisierende Stoffe, die uns fantastischen Sex bescheren und uns nach immer mehr davon verlangen lassen?

Zum Beispiel Dopamin.

In ihrem Buch *Warum wir lieben. Die Chemie der Leidenschaft* untersuchten Fisher und ihr Team die Gehirne von Präriewühlmäusen, die wie der Mensch dazu neigen, sich ein Leben lang zu binden. Tatsächlich gehört die Präriewühlmaus zu jenen drei Prozent Säugetieren, die monogam leben. Haben Sie erst einmal einen Partner gefunden, kopulieren die Präriewühlmäuse wie verrückt (über 50-mal in zwei Tagen – das nenne ich heißen und wilden Sex!). Anschließend bleiben sie ein Leben lang zusammen, bauen ein Nest, pflanzen sich fort, beschützen und füttern sich gegenseitig. Im Grunde durchlaufen sie dieselben Phasen wie wir: Lust, romantische Liebe und Bindung.

Im Gegensatz dazu hat die Bergwühlmaus, eine Verwandte der Präriewühlmaus, nur One-Night-Stands und zeigt keinerlei Interesse an einem monogamen Leben, obwohl sie 99 Prozent ihrer Gene mit ihren glücklich verheirateten Verwandten teilt. Was verbirgt sich also hinter diesem einen Prozent, das ein so unterschiedliches Verhalten auslöst? Was lässt die Präriewühlmaus anfangs derart wilden Sex haben, führt aber auch dazu, dass sie sich ein Leben lang bindet?

Laut Fisher führt das anfängliche wilde Kopulieren dazu, dass der Dopaminspiegel im Gehirn der Präriewühlmaus um 50 Prozent steigt, aber auch Norepinephrin wird vermehrt ausgeschüttet. Die Bergwühlmaus hingegen hat keine Rezeptoren für diese hochwirksamen Sexualstoffe. Wie schreibt der *Economist* in seiner Lobeshymne auf die treue kleine Präriewühlmaus so schön: »Solang' der Mann schütt' viel' Hormone aus / bleibt er so treu wie 'ne Präriewühlmaus.«

Beim Menschen gelten Dopamin und Norepinephrin als natürliche Amphetamine. Sie spielen eine wichtige Rolle bei der sexuellen Erregung, aber auch für das Durchhaltevermögen beim Erreichen von Zielen. Dopamin hilft uns nicht nur, uns zu konzentrieren, sondern beeinflusst auch unsere Partnerwahl (und führt dazu, dass aus roher Lust romantische Liebe wird). Als Wissenschaftler den Dopaminspiegel im Gehirn weiblicher Präriewühlmäuse künstlich senkten, waren diese nicht mehr treu und weitaus weniger wählerisch bei der Partnerwahl. Sie wurden zu regelrechten Schlampen!

Kein Wunder, dass Paare in Fernbeziehungen besser mit Sexflauten umgehen können als jene, die zusammenleben: Die Abwesenheit des Partners stärkt nicht nur die Liebe, sondern führt auch dazu, dass das Gehirn einen höheren Dopaminspiegel erzeugt. Laut Helen Fisher strengen sich die Dopamin produzierenden Zellen im Gehirn ganz besonders an, wenn die Belohnung hinausgeschoben wird. Auf diese Weise werden mehr natürliche Stimulanzien freigesetzt, die das Gehirn auf Trab bringen, unsere Konzentration stärken und uns dazu bringen, uns noch mehr anzustrengen, um die ersehnte Belohnung bzw. den heißgeliebten Schatz zu bekommen. »*Dopamin, dein Name ist Ausdauer.*«

Doch sobald wir uns in einer festen Beziehung befinden, fällt es uns nicht weiter schwer, Sex zu haben. Er ist stets verfügbar und somit keine Belohnung mehr. Wie sagte ein Mann noch so schön: »Ist das nicht der Grund, warum man überhaupt heiratet? Weil man dann keine Angst mehr haben muss, keinen Sex zu bekommen?«

So gesehen kann es für ein Paar manchmal das Beste sein, eine Sexpause einzulegen und sich dann wieder gegenseitig neu zu erobern.

Lieber Ian,

ich bin ganz durcheinander. Ich bin seit einem Monat mit meinem Freund zusammen, und als ich meiner Freundin sagte, dass ich mit dem Sex noch warten wolle, bis ich mir sicher sei, dass er der Richtige für mich ist, meinte sie: »Wie altmodisch!« Ich finde ihn wirklich höchst attraktiv, und es fällt mir schwer, mich zurückzuhalten. Sollte ich das Warten also lieber sein lassen?

Michelle, 32, Konditorin

Meiner Meinung nach sollten Sie auf Ihren Instinkt hören und die köstliche Qual des Hinauszögerns genießen, was seine Vorfreude sicherlich noch erhöhen wird. Heute können sich die Frauen frei entscheiden: Sie können gleich bei der ersten Verabredung Sex haben oder abwarten. Ich kenne viele glücklich verheiratete Paare, die schon bei der ersten Verabredung zusammen geschlafen haben. Aber ich kenne auch genügend Frauen, die Sex mit Liebe verwechseln und sich wundern, warum Sex nie in eine ernsthafte Beziehung mündet. Unabhängig von der jeweiligen Sexualmoral und der Rolle der Frau in der Gesellschaft ist die romantische Liebe fest im Belohnungssystem unseres Gehirns verdrahtet. Je mehr die Belohnung hinausgezögert wird, desto mehr Dopamin wird produziert. Und dieses natürliche Gift macht die Eroberung umso aufregender. So gesehen sollten Sie Sex als köstliche Belohnung eines leidenschaftlichen Werbens betrachten. Je mehr man sie hinauszögert, desto heißer wird sie begehrt. Kurz gesagt: Jeder Mann liebt es, den Eroberer zu spielen, und dafür gibt es aus biologischer Sicht gute Gründe.

Das Schlachtfeld der Liebe

Love is a Battlefield: Mit ihrem gleichnamigen Hit hat Pat Benatar den Nagel auf den Kopf getroffen. Manchmal haben wir ausgerechnet nach einem hitzigen Streit den besten Sex. Vielleicht wird es Sie erstaunen zu hören, dass das Reizvolle an heißem, aggressivem Sex biologische Wurzeln hat. Ein Streit sorgt nicht nur für einen höheren Adrenalinspiegel, der wiederum einen höheren Dopaminspiegel nach sich zieht: Bei Männern sind Aggression und Orgasmus bekanntlich auch eng miteinander verbunden. Der Streit schafft eine Situation, in der die Liebe in Gefahr ist und mit etwas Glück durch Sex gerettet werden kann. Für manche Paare gehört das Streiten zweifellos zum Vorspiel, das dann in einen unglaublich befriedigenden Sex mündet.

»Das Beste am Streiten ist das Wiedervertragen.«

»Ich würde sagen, dass wir ein ziemlich leidenschaftliches Paar sind. Wir streiten heftig, vögeln aber auch heftig.«

»Den heißesten Sex haben wir immer nach einem Streit. Dann klammern wir uns aneinander und fallen mit einer solchen Leidenschaft übereinander her, als wären wir komplett ausgehungert.«

Aber *müssen* wir streiten, um lieben zu können? Manche Paare gaben zu Protokoll, dass, sobald das Streiten aufhörte, auch mit dem Sex Schluss war. Ganz so, als würden Aggression und Eros aus ein und derselben Quelle gespeist. Aber gibt es denn keine bessere Methode, den Dopaminspiegel zu erhöhen?

Im Laufe einer Beziehung werden die Sexualstoffe, die uns anfangs beinahe verrückt machen vor lauter Leidenschaft, weniger. Neue chemische Stoffe werden ausgeschüttet, die uns ein wohliges Gefühl von Sicherheit und Bindung vermitteln. Das ist Vasopressin bei Männern und Oxytocin bei Frauen. Wenn Sie mit jemandem zusammen sind, den Sie gern haben, verleiht Ihnen Oxytocin das wunderbare Gefühl von Geborgenheit. Deshalb nennt man es auch das Kuschelhormon. Bei Männern verstärkt Vasopressin den liebevollen Beschützerinstinkt.

Aber manchmal wirkt sich die Chemie der Bindung negativ auf das Sexualverlangen und die romantische Liebe aus. Laut Helen Fisher gibt es Hinweise darauf, dass ein erhöhter Vasopressinspiegel den Testosteronspiegel bei Männern herabsetzt. Mit anderen Worten: Je anhänglicher und väterlicher die Männer werden, desto mehr schwindet ihr Verlangen.

Aber es gibt auch gute Nachrichten: Indem wir die Chemie des Verlangens begreifen, können wir neue Methoden entwickeln, um das Gehirn auszutricksen und es dazu zu bringen, die heißen, wilden Sexualstoffe auch im Laufe einer langjährigen Beziehung zu produzieren.

So gesehen ist unser Gehirn unser größtes Sexualorgan. Als wahrer Alchimist hat es die Macht, neue, heftige Erfahrungen in glühendes Verlangen zu verwandeln.

Vergessen Sie alles, was Sie je über Romantik gelernt haben!

Nur allzu oft tragen jene Dinge, die wir benötigen, um eine Beziehung zu vertiefen, wie Vertrauen, Vertrautheit, Verlässlichkeit und Romantik, *nicht* dazu bei, das Verlangen zu steigern. Deshalb sollten wir in unserem Leben ausreichend Zeit und Raum für Sex reservieren.

Einen Großteil unserer Zeit verbringen wir damit sicherzustellen, dass unsere Beziehung auf einer stabilen Brücke errichtet wird. Aber wenn wir wollen, dass wieder Dopamin ausgeschüttet wird, sollten wir eher Sex auf dieser schwankenden Brücke hoch über den gefährlichen Stromschnellen haben!

Ein bisschen sexuelle Abenteuerlust steckt wirklich in jedem von uns. Ist die erste aufregende Verliebtheitsphase erst einmal vorbei, müssen wir Zeit und Mühe darauf verwenden, uns neue Abenteuer zu schaffen.

Mit das größte Problem an langjährigen Beziehungen besteht darin, dass wir beim Sex immer in dieselbe, langweilige Routine verfallen, die vom Vorspiel bis zum Gutenachtkuss stets genau gleich abläuft. Erst kommt das Küssen und Umarmen, das irgendwann in eine Stimulation der Genitalien übergeht und schließlich zum Geschlechtsverkehr und Orgasmus führt (zumindest bei ihm und hoffentlich auch bei ihr). Immer dasselbe. Auch wenn Sie den Körper Ihres Partners besser kennen denn je und ihn insofern mit verlässlicheren, häufigeren, ja unter Umständen sogar intensiveren Orgasmen beschenken können: Die fehlende Spontaneität und Sex, der keinerlei Überraschungen mehr bereithält, hinterlassen einen schalen Nachgeschmack.

Wie sagt Dr. Schnarch so schön über Beziehungen, in denen sich die Partner kaum bis gar nicht mehr begehren: »Angesichts des mittelmäßigen Sex, der der Hintergrund für die meisten Beschwerden über sexuelle Langeweile ist, brauchen wir uns über unser niedriges Sexualverlangen eigentlich nicht zu wundern. Anstatt sich auf den Partner mit dem geringen Sexualverlangen zu konzentrieren, sollten sich die Ärzte lieber Gedanken über den Partner mit dem starken Verlangen machen, der übermäßig viel Sex will: Oft genug hat der oder die Betreffende nicht genug Ahnung von Sex, um zu kapieren, dass Sex in der Praxis es vielleicht gar nicht wert ist, so sehr herbeigesehnt zu werden.«

Ob in- oder außerhalb des Schlafzimmers: Paare müssen für den Reiz des Neuen sorgen. Wir müssen die alte Routine hinter uns lassen und uns auf eine echte Entdeckungsreise begeben. Abwechslung macht Freude – nicht nur im Leben allgemein, sondern ganz besonders auch, wenn es um Sex geht.

Die männliche Psyche: Libido-Limbo oder die Furcht vor Fantasien

Die Fantasie ist der Motor des Verlangens und das Gleitmittel der Erregung. Selbst wenn das Liebesleben eines Paares zur Routine geworden ist, erlaubt es uns die Fantasie, das Bekannte mit einer neuen, aufregenden zweiten Haut zu versehen.

Oder anders gesagt: Vom rein körperlichen Standpunkt aus sind alle Orgasmen gleich. Blut fließt in die Genitalien (ein Prozess, der auch Vasocongestion genannt wird), die Muskelspannung oder Myotonie baut sich im gesamten Körper bis zum Höhepunkt auf, und eine Reihe von angenehmen Beckenbodenkontraktionen werden ausgelöst. Das war's dann aber auch schon.

Selbstverständlich ist fantastischer Sex mehr als nur eine Maximierung der Beckenbodenkontraktionen. So schreibt Jonathan Margolis in *O: The Intimate History of the Orgasm*:

»Laut Weltgesundheitsorganisation finden täglich mehr als hundert Millionen Sexualakte statt. Männer und Frauen haben schätzungsweise seit hunderttausend Jahren Geschlechtsverkehr, um sich fortzupflanzen. Rechnet man das unter Berücksichtigung der wachsenden Weltbevölkerung hoch, bedeutet das, dass die Menschen 1200 Trillionen Mal Sex gehabt haben.«

Die Fantasie macht jeden dieser 1200 Trillionen Sexualakte absolut einzigartig. Die Fantasie unterscheidet uns in erotischer Hinsicht voneinander, die Fantasie verleiht uns sexuelle Individualität, die Fantasie ist unser sexueller Fingerabdruck.

Doch wenn es um männliche Sexfantasien geht, haben die meisten Frauen keine Ahnung, was da im Kopf ihres Partners eigentlich vor sich geht. Ganz einfach deshalb, weil die Kehrseite der Fantasie Angst ist. Viele Männer gestehen ihre heimlichen Wünsche nicht mal sich selbst gegenüber ein, geschweige denn ihrer Partnerin. Zahlreiche Studien sowie meine eigenen Erfahrungen als Mediziner legen nahe, dass viele Menschen ihre Sexfantasien in einem negativen Licht betrachten und sie deshalb bis zu einem gewissen Grad unterdrücken. Wie oft habe ich schon von Männern gehört: »Wenn sie wüsste, was in meinem Kopf abgeht, würde sie mich bestimmt für pervers halten.« Dabei sind unsere sexuellen Gedanken und Fantasien dermaßen einzigartig, dass sie jeder andere irgendwie pervers finden wird!

Lieber Ian,

ich fühle mich furchtbar. Beim Sex ertappe ich mich immer wieder dabei, nicht an meinen Mann, sondern an andere Männer zu denken. Ist das anormal? Ich habe ein schlechtes Gewissen deswegen, aber ich kann einfach nichts dagegen machen: Meine Fantasien helfen mir, den Sex zu genießen, denn schließlich sind wir schon seit sieben Jahren zusammen. Manchmal fragt mich mein Mann mitten beim Sex, was ich gerade denke (ich glaube, er merkt, dass ich geistig abwesend bin), und dann lüge ich ihn an und sage: »Gar nichts.« Soll ich ihm die Wahrheit sagen? Oder würde ihn das verletzen? Ich liebe meinen Mann, aber irgendwie komme ich mir vor, als würde ich ihn mit meinen Fantasien betrügen. Ich habe ein derart schlechtes Gewissen, dass ich schon anfange, Sex aus dem Weg zu gehen.

Ellen, 36, Innenarchitektin

Entspannen Sie sich – Sie sind nicht die Einzige!

Studien haben immer wieder gezeigt, dass die Leute beim Sex Fantasien haben, und zwar nicht zwingend in Bezug auf den eigenen Partner. Das ist nicht nur normal, sondern auch gesund. Sexuelle Fantasien sollten an und für sich nie als Hinweis gewertet werden, dass mit der Beziehung irgendwas nicht stimmt oder dass man mit dem Partner unzufrieden ist – im Gegenteil. Sexuelle Fantasien weisen auf ein äußerst lebendiges Liebesleben hin. Ich kann es gar nicht oft genug betonen: Fantasie und Sex sind ein ideales Paar!

Fantasie, eine enge Verwandte des Traums, sorgt für eine Stimulation des Gehirns, führt aber auch dazu, dass sich Ihr Körper entspannen kann. Laut dem Neurowissenschaftler Mark Solms, einem führenden Experten auf dem Gebiet der Schlafforschung, ist das Träumen für das Gehirn, was die Samstagmorgen-Zeichentrickfilme für unsere Kinder sind: Es sorgt für Unterhaltung und dafür, dass sich die Erziehungsberechtigten auch mal erholen können. Ohne eine derartige Zerstreuung würde uns das Gehirn gleich wieder in die Welt hinaus treiben, um erneut beschäftigt zu sein.

Dadurch, dass Ihre Fantasien mit Sicherheit weit über die soeben genannten Cartoonfilmchen hinausgehen, erlauben Sie es Ihrem Gehirn genauso wie Träume, geheime, außergewöhnliche Bereiche zu erkunden, ohne sich dabei um so etwas wie praktische Umsetzbarkeit, Moral oder Logik Gedanken machen zu müssen. Während das Gehirn von Bildern, Erinnerungen und Gedanken überflutet wird, kann sich der Körper im wahrsten Sinne des Wortes zurücklehnen und die Vorstellung genießen. Die Fantasie hilft Ihrem Geist dabei, abzuschalten – eine wichtige Voraussetzung für den weiblichen Orgasmus.

Einer neueren Studie zufolge, bei der männliche und weibliche Gehirne während der sexuellen Erregung gescannt wurden, fallen Frauen während des Orgasmus mehr oder weniger in eine Art Trance. Diese »Untätigkeit« des Gehirns ist für eine Frau absolute Voraussetzung, um einen Orgasmus zu bekommen. Anders als beim Mann besteht ein großer Teil der weiblichen Erregung aus einer tiefgehenden Entspannung sowie aus einer völligen Abwesenheit von Angst. Und genau dazu trägt die Fantasie bei. Laut Geert Hofstede von der Universität Groningen in den Niederlanden ist diese Deaktivierung, das absolute Loslassen von Ängsten, unter Umständen wesentlich, ja sogar notwendig, um überhaupt einen Orgasmus zu bekommen. Fantasieren Sie also ruhig weiter! Körper und Seele verhalten sich bloß ganz natürlich, damit Sie einen Orgasmus erleben können.

Bin ich normal?

Die Vorstellung, Fantasien könnten anormal sein, stammt von Freud, der behauptete, »ein glücklicher Mensch fantasiert nie, nur ein unbefriedigter«. Als seinerzeitiger Bill Gates seiner Zunft hatte Freud auf dem Gebiet der Sexualität mehr oder weniger eine Monopolstellung inne. Psychiater und Wissenschaftler griffen diese Vorstellung auf, ohne sie zu hinterfragen, und entwickelten daraus die sogenannte Mangeltheorie – also jene Vorstellung, dass Fantasien auf eine Art Mangel beim Individuum verweisen. Entstanden im viktorianischen Zeitalter, das durch tiefgreifende, sozioökonomische Umwälzungen gekennzeichnet war, schüchterten Freuds Theorien die sexuell verklemmten Massen sehr wirksam ein. Sie verschärften den sexuellen Verhaltenskodex für beide Geschlechter und brandmarkten all jene, die von diesem Kodex abwichen oder über andere Dinge fantasierten, als Perverse bzw. Hysterikerinnen.

Heute wissen wir, dass die menschliche Sexualität eine große Bandbreite aufweist, wobei das Normale und Anormale dicht beieinanderliegen. Sie brauchen sich nur einmal eine Porno-Website im Internet anzusehen und werden dort eine Vielzahl von vorgefertigten, sofort abrufbaren Fantasien entdecken, die von Orgien über Fessel-Sex bis hin zu Sex mit Tieren reichen. In einer Gesellschaft, in der die Familie zunehmend an Bedeutung verliert, scheinen Sofortlösungen, wie sie die Pornografie anbietet, eine Art Zwangsnahrung für unseren übermäßigen Appetit geworden zu sein, die es uns ermöglicht, Beziehungen, die durch sexuelle Verklemmtheit, Scham und Schuld gekennzeichnet sind, überhaupt aufrechtzuerhalten.

Natürlich können sexuelle Fantasien auch eine wirksame, gesunde Methode sein, Nähe und Lust zu steigern. Doch wie wir ganz individuell mit unseren Fantasien umgehen – ob wir sie annehmen, unterdrücken oder als Ersatz für echte Nähe missbrauchen –, hängt von einer ganzen Reihe von Faktoren ab, vor allem jedoch von unserer Erziehung. Laut klinischen Erhebungen steht einer von vier Befragten seinen sexuellen Fantasien mit einem solchen Maß an schlechtem Gewissen, Angst und zwiespältigen Gefühlen gegenüber, dass sein Liebesleben davon empfindlich beeinträchtigt wird.

Menschen, die streng, autoritär oder religiös erzogen wurden, nehmen ihre Fantasien häufig als etwas Verbotenes, Sündhaftes oder Unmoralisches wahr, weil sie glauben, dass schlimme Gedanken auch unweigerlich zu schlimmen Taten führen. Manchen sind ihre Fantasien auch einfach nur peinlich. Viele haben Angst, ihre Fantasien könnten sie als geisteskrank brandmarken, oder fürchten, ihre Fantasien könnten eines Tages eine derartige Macht über sie gewinnen, dass sie dann unbedingt ausgelebt werden müssen.

Lieber Ian,

ich bin mit einem fantastischen Mann verlobt. Wir sind seit drei Jahren zusammen und werden in zwei Monaten heiraten. Das Problem ist nur, dass ich angefangen habe, sexuelle Fantasien in Bezug auf seinen Bruder zu entwickeln. Es begann mit einem feuchten Traum, doch jetzt ertappe ich mich häufiger dabei, dass ich beim

Masturbieren an meinen Schwager denke. Ich schreibe Ihnen deshalb, weil ich gestern mit meinem Verlobten Sex hatte, aber dabei ständig an seinen Bruder denken musste. Hilfe! Je mehr ich versuche, diese Gedanken zu unterdrücken, desto mehr drängen sie sich mir auf. Ich habe ein unglaublich schlechtes Gewissen. Soll ich die Hochzeit absagen?

Alexandra, 31, Programmiererin

Zunächst einmal sollten Sie sich fragen, ob Ihre Fantasien berechtigte Zweifel an Ihrer bevorstehenden Hochzeit widerspiegeln. Gibt es da irgendetwas, das Sie sich selbst nicht eingestehen möchten? Dass Sie über den Bruder Ihres Verlobten fantasieren, könnte eine unterbewusste Manifestation dieser Zweifel darstellen. Unter Umständen sind Ihre Fantasien aber auch nur ein Trick und verkörpern Ihre Ängste vor einer ernsthaften Beziehung. Indem Sie sich intensiv auf ein Tabu konzentrieren, versuchen Sie unbewusst Ihre Ehe zu zerstören. Doch wenn Sie Ihren Verlobten wirklich lieben, sich auf die Hochzeit freuen und reif für eine feste Bindung sind, kann Ihre Fantasie auch nichts weiter als ein »verbotener Gedanke« sein – denn oft finden wir das Verbotene ganz besonders reizvoll.

Aber wenn Sie versuchen, nicht mehr daran zu denken, werden Sie die Situation nur noch verschlimmern. Mitte der 1980er-Jahre erforschte der Psychologe Daniel Wegner von der University of Virginia den Mechanismus der Gedankenunterdrückung mit einem Experiment, das unter dem Namen »Weißer-Bär-Paradigma« bekannt wurde. Wegner ließ mehrere Menschen in einem Raum Platz nehmen, der mit einem Kassettenrekorder ausgestattet war, und bat sie, laut auszusprechen, was ihnen in den Sinn kam – mit einer Einschränkung: Sie sollten unter keinen Umständen an einen weißen Bären denken. Kein Wunder, dass die Leute ständig von diesem Bären redeten! Je mehr sie versuchten, nicht an ihn zu denken, desto häufiger erwähnten sie ihn. Sie konnten einfach nicht aufhören, an den Bären zu denken. Daraus schloss der Forscher, dass das Gehirn durch das Unterdrücken eines Gedankens nicht mehr die Möglichkeit hat, ihn wirklich zu verarbeiten.

Was lernen wir daraus? Passen Sie auf, dass sich Ihr Schwager nicht in einen weißen Bären verwandelt. Geben Sie sich die Erlaubnis, Ihre Fantasien zu genießen, dann werden sie höchstwahrscheinlich auch bald wieder abklingen. Dass Sie diese Fantasie dermaßen bedrückt und Sie sich fühlen, als hätten Sie die Kontrolle verloren, liegt meiner Meinung nach an Verlustängsten oder an der Angst davor, dass Sie die Beziehung, an der Ihnen sehr viel liegt, unbewusst gefährden, auch wenn die Wahrscheinlichkeit und Ihre Erfahrung dagegensprechen. Im Grunde geht es weniger um die Fantasie an sich als um Ihre Reaktion darauf – darum, was Ihnen die Gefühle von Scham, Schuld und Kontrollverlust eigentlich sagen wollen. Sollten Sie jedoch feststellen, dass Sie sich auch unabhängig vom sexuellen Tabuszenario zunehmend von Ihrem Schwager angezogen fühlen, sollten Sie Ihre Heiratspläne noch einmal gut überdenken. Ein Bär ist und bleibt schließlich immer ein Bär, und vielleicht sollten Sie zusehen, aus diesem Wald so schnell wie möglich zu verschwinden!

Schuldgefühle wegen »verbotener Fantasien« wie die soeben beschriebenen sind die größten Verhinderer eines ungehemmten Auslebens sexueller Fantasien. Solche verbotenen Fantasien kreisen in der Regel um sexuelle Verhaltensweisen, die unmoralisch erscheinen. Ein gutes Beispiel dafür sind jene gemischten Gefühle, die Männer in puncto anale Stimulation hegen – ein harmloses Vergnügen, das manche mit Homosexualität assoziieren.

Oder aber eine Fantasie stellt bestimmte politische Überzeugungen infrage. Eine Feministin kann durchaus zwiespältige Gefühle haben, wenn sie heimlich in Vergewaltigungsfantasien schwelgt, aber dabei das Gefühl hat, die Gewalt gegen Frauen zu verharmlosen, ja sogar noch zu propagieren. Kulturelle oder moralische Werte stehen häufig in einem diametral entgegengesetzten Verhältnis zu sexuellen Wünschen. Das macht sie zu einem Tabu, verleiht ihnen aber gleichzeitig auch einen ganz besonderen Reiz. So habe ich viele sensible Männer kennen gelernt, die von emanzipierten Frauen erzogen wurden und sich wie die vorhin beschriebene Feministin schuldig fühlen, wenn sie Fantasien voller sexueller Dominanz haben. Doch im besten Fall können uns Fantasien helfen, die Kluft zwischen Innen- und Außenwelt zu überbrücken. Auf diese Weise sorgen sie dafür, dass wir auf ungefährliche Weise erkunden können, was wir am allermeisten begehren und fürchten.

Normal, aber anders

Worüber fantasieren Männer also? Glaubt man Pornoheften und der Werbung, scheinen vollbusige Frauen der Gipfel der Erotik zu sein. Dabei darf man jedoch nicht vergessen, dass die Massenmedien nichts anderes tun, als sich auf den kleinsten gemeinsamen Nenner zu einigen.

Dass sich die meisten heterosexuellen Männer von solchen Bildern angetörnt fühlen, bedeutet nicht, dass sie das auch alle wirklich erotisch finden. Einfach gesagt: Titten und Ärsche verkaufen sich nun mal gut. Oder vornehmer ausgedrückt: Wenn Sie ein begeisterter Fan von Bitterschokolade sind und einen süßen Karamellriegel angeboten bekommen, denken Sie sich vielleicht auch: besser das als gar nichts Süßes. Was aber noch lange nicht heißt, dass Sie auf süße Karamellriegel stehen, wenn Sie die freie Wahl haben. Dieselbe Fastfood-Herangehensweise an die männliche Fantasie verfolgt auch die Pornoindustrie.

Die männliche Neigung, sich auf einzelne Körperteile zu konzentrieren, steht in krassem Gegensatz zum Verhalten von Frauen. Obwohl die meisten Frauen den männlichen Körper durchaus zu schätzen wissen, sind weibliche Sexfantasien durch einen emotionaleren, leidenschaftlicheren Kontext gekennzeichnet.

Bei einer Studie, die an 300 Collegestudenten durchgeführt wurde, gaben 41 Prozent der Frauen, aber nur 16 Prozent der Männer an, dass ihre Fantasien um »persönliche oder emotionale Eigenheiten des Partners« kreisten. Doch abgesehen von ökonomischen und sozialen Aspekten, wie denen, dass Frauen vor der Ära des Internet nur erschwerten Zugang zu Pornos hatten und sich der überwiegende Teil dieses Materials sowieso an Männer richtet, wird die Kluft zwischen den Geschlechtern zunehmend kleiner. Bisher hatten Frauen noch das Glück, als Zielgruppe für Pornografie heftig unterschätzt zu werden, und konnten so eine gesunde Abneigung gegen die schablonenhafte Fastfood-Pornografie entwickeln.

Andere hervorstechende Unterschiede zwischen Männer- und Frauenfantasien bestehen darin, dass sich Männer lieber in aggressiven oder aktiven Rollen sehen, während sich Frauen ausmalen, was alles mit ihnen gemacht wird. Dabei darf man allerdings nicht vergessen, dass solche Fantasien der Norm entsprechen und die wenigsten Schuldgefühle verursachen bzw. auf den geringsten Widerstand stoßen. Es handelt sich um ein bekanntes Klischee, das funktioniert.

Männliche Fantasien kreisen häufig um Sex mit zwei oder mehr Partnern. Doch obwohl ich feststellen konnte, dass viele Männer davon träumen, mit ihrer Partnerin einen flotten Dreier zu erleben, ist die dritte Person im Bunde nicht zwingend eine Frau! Was man über die weitverbreiteten Männerfantasien über Orgien und Lesbensex wissen sollte: Sie mildern damit auch ihren eigenen Leistungsdruck. Der männliche Zuschauer kann sich vorstellen, ein willkommener, begehrter Teilnehmer zu sein, der allerdings auch nur zuschauen darf und sich an den Bildern berauschen kann, ohne selbst körperlich aktiv werden zu müssen. Solche Fantasien haben also eher eine traumartige Qualität, weil sie es dem männlichen Betrachter erlauben, das Geschehen zu genießen, ohne sich mit einem männlichen, stets leistungsbereiten Protagonisten identifizieren zu müssen.

Männer schwelgen auch gern in der Fantasie, sexuell unwiderstehlich zu sein. Sie fantasieren über ihre Verführungskraft und ihre Fähigkeit, eine widerspenstige Frau durch ihre geballte sexuelle Anziehungskraft zu überwältigen. Während Frauen oft nur die starren Blicke der Männer empfangen, finden es Männer, wie auch Frauen, erregend, angeschaut, bewundert und begehrt zu werden. Nur leider sind Frauen häufig so sehr damit beschäftigt, sich darüber Gedanken zu machen, ob sie dem Mainstream-Schönheitsideal entsprechen, dass sie es gar nicht bemerken, wenn Männer sich ebenfalls darüber den Kopf zerbrechen, den anspruchsvollen Erwartungen nicht gerecht werden zu können. Die masochistische Kehrseite des Pornoguckens besteht nämlich darin, dass Mann dabei Männer mit einer unglaublichen Ausstattung und heldenhafter Ausdauer erlebt sowie jene Macho-Arroganz vorgeführt bekommt, die ihm im wahren Leben eher eine *Ohrfeige* als einen guten Fick einbringen würde.

Beide Geschlechter genießen Fantasien, die um Dominanz und Unterwerfung kreisen, da es beim Sex immer auch um das Wechselspiel zwischen Machtausübung und Loslassen geht. (In welchem anderen Lebensbereich kann man sich sonst noch so ungehemmt austoben wie beim Sex?) Männer nehmen in ihren Fantasien eher eine aggressivere Rolle ein als Frauen, doch meiner Erfahrung nach haben alle Männer den heimlichen Wunsch, beherrscht zu werden. Das zu wissen ist eines der Schlüsselelemente zum Verstehen und Verstärken der männlichen Lust. Was nicht heißt, dass sie gleich zu Handschellen und Peitsche greifen müssen. Stattdessen sollte der Mann den Akt der körperlichen Hingabe und die damit verbundene sinnliche und sexuelle Entspannung ganz ohne Leistungsdruck genießen dürfen.

Natürlich steht dieses Loslassen in einem direkten Gegensatz zur Sozialisation des Mannes, dem von klein auf beigebracht wurde, dass er niemals die Kontrolle verlieren und keine Schwäche zeigen darf, schon gar nicht Frauen gegenüber. Wenn Männer in Bezug auf ihre Wünsche ehrlicher gegenüber sich selbst und ihren Partnerinnen wären, würde das Bedürfnis, Kontrolle abgeben und sich ohne Erfolgsdruck ganz den eigenen Gefühlen überlassen zu dürfen, das Liebäugeln mit einem Paar paillettenverzierter Silikonkissen locker übertrumpfen.

Vor diesem Hintergrund sollten wir uns fragen, woher unsere Wünsche eigentlich kommen und wie wir uns von vorgefertigten Fastfood-Fantasien befreien und entdecken können, was uns wirklich anmacht.

Dazu müssen wir erst einmal wissen, dass es zwei Typen von Sexfantasien gibt: solche, die unserer eigenen Fantasie entspringen, und solche, die durch äußere Reize hervorgerufen werden. Aufgrund meiner persönlichen informellen Umfragen würde ich sagen, dass sich Frauen eher auf ihre eigenen Fantasien verlassen, wenn sie sich erotisch anregen wollen (insbesondere beim Masturbieren). Bei Männern ist häufig das Gegenteil der Fall, sie verlegen sich eher auf vorgefertigte, visuell gestützte Fantasien. Aber auch hier gilt: Not macht erfinderisch.

Wie bereits erwähnt hatten Frauen bislang noch das Glück, keine andere Wahl zu haben, als sich auf ihre eigenen Fantasien verlassen zu müssen. Männer dagegen hatten das Pech, zum willigen Opfer von Masturbationsmaterialien für den Massenmarkt zu werden.

Psychologen sind generell der Meinung, dass die heimlichen Fantasien von Frauen wie Männern von einzigartigen »Liebeslandkarten« stammen, ein Begriff, der 1980 als Erstes von John Money von der Johns Hopkins University geprägt wurde, um »jene sexuellen Muster zu beschreiben, die in unseren erotischen Fantasien und Praktiken zum Ausdruck kommen.« Mit anderen Worten: Unsere Liebeslandkarten sind die unterbewusste Blaupause unserer erotischen Sehnsüchte. Die Liebeslandkarte liegt unseren sexuellen Vorlieben zugrunde. Sie erklärt, warum wir den einen physischen Typus gegenüber einem anderen bevorzugen, und beeinflusst unsere sexuellen Fantasien und Praktiken. Jeder von uns hat seine ganz bestimmte Liebeslandkarte, so einzigartig wie ein Fingerabdruck, aber es gibt keinen wirklichen Konsens darüber, wie im Detail nun unsere Liebeslandkarten und sexuellen Muster geformt werden.

Manche sagen, unsere Liebeslandkarten seien von frühesten Kindheitserfahrungen geprägt, weshalb wir auch unbewusst dazu neigen, beim Partner nach Merkmalen zu suchen, die der jeweils gegengeschlechtliche Elternteil aufweist. Vor allem Fetische sind so zu erklären – ein Gegenstand oder Bild wird schon ganz früh mit sexueller Erregtheit assoziiert und brennt sich in unsere sexuelle Psyche ein.

Andere glauben, dass unsere frühpubertären Masturbationsfantasien unsere Liebeslandkarten bestimmen. Frühere Erfahrungen, die zu sexueller Stimulation und zum Orgasmus führen, werden instinktiv wiederholt.

Kann es Zufall sein, dass ein Teenager, der zum ersten Mal zu einem typischen *Playboy*-Poster masturbiert, später eine Vorliebe für vollbusige Blondinen entwickelt? Laut dieser Theorie wurde das Bild der Blondine aufgrund der darauffolgenden Orgasmusbelohnung in die Liebeslandkarte des Teenagers eingetragen. Woraufhin man sich die berechtigte Frage stellen kann, ob die Darstellung realistischerer Frauen in der Pornografie auch zu einer größeren sexuellen Anziehung zu »echten« Frauen führen würde statt zu jenen mit Computer oder Skalpell erstellten Kunstwesen und den Männern so helfen würde, den vorgefertigten Fastfood-Fantasien ein für alle Mal zu entfliehen.

Wieder andere meinen, dass emotionale Sehnsüchte und unbewusste psychologische Bedürfnisse unsere Liebeslandkarte prägen. Ein Beispiel dafür ist jemand, den es erregt, gefesselt zu werden, obwohl er vielleicht einfach nur in den Arm genommen und gedrückt werden möchte. Weitere Beispiele wären der Exhibitionist, der als Kind schwer um die Aufmerksamkeit seiner Eltern kämpfen musste, oder der Voyeur, der in einer Familie ohne emotionale Nähe und ohne liebevolle Berührungen aufwachsen musste. So gesehen ist es nicht weiter verwunderlich, dass das männliche Bedürfnis, dominiert zu werden, häufig auf eine Familie mit strikten Rollenzuweisungen zurückzuführen ist, auf eine Familie, in der sich ein kleiner Junge schon wie ein richtiger Mann verhalten musste.

Alle diese Theorien haben einen wahren Kern. Doch letztendlich sind unsere Liebeslandkarten höchstwahrscheinlich durch einen dynamischen Prozess entstanden, zu dem mehrere Faktoren beigetragen haben. Ironischerweise kennen wir unsere eigenen Liebeslandkarten oft gar nicht, weshalb die Fantasien, die unsere Vorstellungskraft gebiert, eine äußerst wichtige Rolle spielen. Sie sind der einzige Weg, wie wir unsere sexuelle Identität kennen und teilen lernen können.

Genau deshalb sind Pornos und insbesondere jene stets verfügbaren aus dem Internet auch so eine Katastrophe: Weniger, weil sie die weibliche Sexualität stark vereinfacht und verfälscht darstellen, sondern weil sie in einem Ausmaß für eine Abhängigkeit von Außenreizen sorgen, die eine organische Entwicklung der Liebeslandkarte hemmt oder sie im Ernstfall sogar verhindert.

Jetzt, wo Sie den ersten Teil dieses Buches gelesen haben, wird es höchste Zeit, dass Sie den Schleier lüften, der ihre eigenen Fantasien verhüllt. Jetzt liegt es ganz bei Ihnen, ob Sie den vorgefertigten Fastfood-Fantasien eine Absage erteilen wollen, um Ihre eigene sowie die Liebeslandkarte Ihres Partners kennen zu lernen und zu sehen, wo sich die beiden ergänzen bzw. wo sie aufeinanderprallen. Während dieses aufregenden, dynamischen Prozesses der Selbsterkenntnis voller Erkundungen und Entdeckungen werden Sie Ihre gemeinsame Liebeslandkarte finden, die all jene Fantasien und Wünsche verzeichnet, die für Sie und Ihren Partner von Bedeutung sind. Und glauben Sie mir: Die unter Ihnen tosenden Stromschnellen sind tief genug, dass Sie die schwankende Brücke immer wieder neu betreten wollen, und zwar ein Leben lang. Bon voyage!

Teil II

Techniken

Lassen Sie Träume wahr werden!

Kommen wir zur Sache. Teil II von *Mehr Lust für ihn* gliedert sich in zwei Abschnitte – in »Vorspiel« und »Hauptspiel«.

Alle, die bereits *Mehr Lust für sie* gelesen haben, werden sich noch erinnern, dass ich den Begriff »Hauptspiel« deshalb gewählt habe, um einen Bezug zu jenen Handlungen herzustellen, die normalerweise als Vorspiel gelten und fälschlicherweise nur als Auftakt zu »richtigem Sex« bzw. zum Geschlechtsverkehr gesehen werden. Ich dagegen bin der festen Überzeugung, dass alles, was dem anderen Lust bereitet – sei es nun durch orale oder manuelle Stimulation –, selbstverständlich mit zu einem abwechslungsreichen, sich stets weiterentwickelnden sexuellen Menü dazugehört. Wir müssen *weg von* einer vorgeschriebenen Herangehensweise an Sex und *hin zu* einem Konzept des Sich-gegenseitig-Lust-Bereitens. Und das lässt sich nur durch ein breites Spektrum ineinandergreifender Handlungen erreichen, von denen in der Hierarchie keine höher angesiedelt ist als die andere. Nur dann ist Sex nicht langweilig und vorhersehbar, und wir gehen wirklich auf die einzigartige Liebeslandkarte unseres Partners ein.

In Teil I haben wir uns intensiv mit dem männlichen Verlangen und der männlichen Erregung beschäftigt. Jetzt sehen wir uns an, wie man sich dieses Verlangen zunutze machen, es stimulieren und befriedigen kann. Wir werden uns Kapitel für Kapitel mit der gesamten männlichen sexuellen Reaktion auseinandersetzen – mit Verlangen, Erregung, Plateau-Phase, Orgasmus und Rückbildungsphase – und dabei Theorie und Praxis berücksichtigen. Also schnallen Sie sich an, und halten Sie sich gut fest, denn gleich beginnt die große Achterbahn der Gefühle!

Bevor wir uns in dieses Abenteuer stürzen, hier noch einige Leitlinien aus Teil I, die Sie nicht aus den Augen verlieren sollten:

1. Wie jeder große literarische Protagonist wird auch das männliche Becken von inneren Konflikten und widerstrebenden Gefühlen geplagt. Als Quell von Lust und Angst zugleich ist es von mehreren körperlichen und seelischen Schutzpanzern umgeben, und zwar auf der bewussten ebenso wie auf der unbewussten Ebene. Deshalb wissen viele Männer gar nichts von ihrem Potenzial, sich einer tief empfundenen Sexualität hingeben zu können, und befolgen stattdessen eine knappe Anleitung mit automatisierten Verhaltensmustern. Wenn diese schützende Anleitung nie infrage gestellt wird, entstehen starre, mechanische Verhaltensweisen, die zumeist so aussehen, dass der Mann die Initiative ergreift, das Licht dimmt und zum Geschlechtsverkehr übergeht. Mit anderen Worten: Immer dasselbe Einerlei, das wir schon seit Schulzeiten kennen. Doch um wirklich fantastischen, zündenden Sex zu haben und etwas Neues zu erschaffen, müssen wir diese Schutzpanzer durchbrechen und die alte langweilige Sexroutine ad acta legen.

2. Obwohl die männliche sexuelle Reaktion eine Vielzahl unterschiedlich starker Gefühle und Erregungskurven umfasst, stürzen sich viele Männer auf den Orgasmus wie ein Kind auf ein Vier-Sterne-Menü: Sie stopfen das fantastische Essen achtlos in sich hinein, um so schnell wie möglich zum Nachtisch zu gelangen. Während Frauen sehr wohl wissen, dass Sex mehr bedeutet, als nur zum Orgasmus zu kommen, sind Sex und Ejakulation für viele Männer ein und dasselbe. Sex = Orgasmus. Damit Ihr Partner die gesamte Mahlzeit genießen kann, müssen Sie ihm helfen, sich zu entspannen, ihm erlauben, die Sache langsam anzugehen und wirklich loslassen zu dürfen. Nur so können Sie verhindern, dass er den Hauptgang achtlos hinunterschlingt, um nach der Kirsche auf dem Törtchen zu greifen. Wie heißt es doch so schön: Ein bisschen Geduld hat noch niemandem geschadet (und schon gar nicht jenen, die gelernt haben, »bitte« zu sagen)!

3. Verlangen lässt sich nicht auf Knopfdruck erzeugen bzw. dadurch, dass man an den Genitalien herumzerrt. Es begleitet den Anfang, die Mitte und das Ende einer sexuellen Begegnung sowie alles, was dazwischen passiert. Damit echtes Verlangen entstehen kann, müssen wir so etwas wie eine erwartungsvolle Vorfreude herstellen und den sexuellen Appetit immer wieder aufs Neue herauskitzeln – und zwar nicht nur spätabends im heimischen Schlafzimmer, sondern auch mitten im Alltag. Warum sollte es beim Sex noch formaler zugehen als beim Essen? Wenn wir gezwungen wären, jeden Tag zur selben Zeit am selben Ort genau dasselbe zu essen, wären wir des Essens bald so

überdrüssig, dass wir Mühe hätten, überhaupt noch genügend Nahrung zu uns zu nehmen. Aber so eine Einstellung haben wir nicht in puncto Essen. Wir wünschen uns verschiedene Geschmacksrichtungen und wollen diese ausgiebig genießen. Wir essen an unterschiedlichen Orten – zu Hause, unterwegs –, kennen den Imbiss auf die Schnelle ebenso wie ein bacchanalisches Festmahl. Manchmal überfressen wir uns, und manchmal haben wir gehörigen Appetit, zwingen uns aber, noch eine Weile mit dem Essen zu warten. Dasselbe sollte auch für den Sex gelten. Neue Geschmäcker, eine neue Umgebung und neue Zutaten sollten unseren Appetit anregen und Lust auf mehr machen. Wir brauchen nicht mehrere Sexualpartner, um unser Liebesleben aufzumotzen – wir müssen nur mehr Abwechslung in die heimische Speisekarte bringen und uns häufiger ein etwas ausgefalleneres Tagesmenü einfallen lassen.

4. Die sexuelle Erregung ist Teil der Neurologie und Hirnchemie der romantischen Liebe. Die Ausschüttung von Dopamin ist der Schlüssel zu unserem Interesse an Sex, aber auch zu unserer Genussfähigkeit. Am Anfang einer Beziehung sorgen die Sexualstoffe für ein Gefühl von Verliebtheit. Wenn diese dann mit der Zeit in ihrer Wirkung nachlassen, produzieren dieselben Drüsen einen Chemiecocktail, der ein Gefühl von Vertrautheit und Bindung entstehen lässt. Nachdem wir von der Verliebtheits- in die Bindungsphase übergegangen sind, müssen wir unsere Gehirne im wahrsten Sinne des Wortes austricksen, damit es wieder »funkt«. Aber um das Dopamin erneut zum Fließen zu bringen, müssen wir mehr investieren als nur ein

bisschen romantische Routine. Wir müssen neue Wege finden, neue, überraschende, geheimnisvolle Elemente einbauen, um die anfängliche Lust wieder aufleben zu lassen. Wir müssen lernen, gemeinsam über die schwankende Brücke zu gehen.

5. Unsere Fantasie ist der Motor des Verlangens und das Gleitmittel der Erregung. Eine Leidenschaft, die Bestand hat, beruht nicht darauf, dass man sich gegenseitig anmacht, sondern dass man sein Gehirn »anmacht«. Nur wer seine geheimen Fantasien und seine einzigartige sexuelle Identität kennt, wird es schaffen, seinen Partner wirklich anzumachen. Während visuelle Schlüsselreize wie Pornos eine geeignete Sofortlösung für so manch ausgehungerten Kerl darstellen, sind sie kein Ersatz für das wirkliche Leben. Ein Fast-Food-Riegel zwischendurch kann praktisch sein, aber irgendwann sehnen wir uns alle nach einer anständigen Mahlzeit. Doch selbst wenn sich der Mann bereits an das erotische Fast-Food gewöhnt hat, besteht noch kein Grund zur Sorge: Wenn Sie sich die Zeit nehmen, herauszufinden, was seine Lieblingsspeisen sind, und diese ebenso gekonnt wie kreativ zubereiten, wird er schon bald gar nicht mehr genug davon bekommen können. Sagen Sie Nein zu den ewig gleichen Silikon-Snacks voller chemischer Zusätze vor dem Fernseher, und beginnen Sie gemeinsam Ihr ganz eigenes Menü zu kreieren. Denn so lecker ein Snack auch manchmal sein kann, es geht doch nichts über ein gutes, selbst gekochtes Essen.

6. Und *last, but not least*: Denken sie stets daran, dass fantastischer Sex nicht gleichbedeutend damit ist, ihrem Partner ir-

gendetwas angedeihen zu lassen, sondern damit zu tun hat, *gemeinsame* Erfahrungen zu teilen. Es geht darum, die unverwechselbaren Vorlieben des anderen kennenzulernen und eine Welt neuer exotischer Gewürze, Texturen und Geschmäcker zu erkunden. Diese berauschende, gemeinsam unternommene Erkundungsreise ist es, die Sie eine nie gekannte Leidenschaft, Lust und Nähe erleben lässt. Sie werden die Rolle der Frau auf der schwankenden Brücke nicht nur spielen – Sie *sind* die Frau auf der schwankenden Brücke! Und Sie stehen kurz davor, gemeinsam mit Ihrem Partner zum aufregendsten Abenteuer Ihres Lebens aufzubrechen.

Fit zum Ficken

Wenn Sie krank im Bett liegen, haben Sie meist auch keinen großen Appetit. Manchmal stellen Sie das Essen komplett ein, und manchmal stopfen Sie einfach wahllos in sich hinein, was gerade da ist, ohne sich groß Gedanken über Geschmack oder Nährwert zu machen.

Es leuchtet ein, dass der Hunger auf Sex ganz ähnlichen Prinzipien gehorcht. Wenn Ihr Partner sexuell nicht gesund ist, wird er dazu neigen, ganze »Mahlzeiten« ausfallen zu lassen, oder seine Grundbedürfnisse nur noch auf eine mechanische, möglichst effiziente Weise stillen wollen, ohne sich groß dafür anzustrengen. Statt Appetit auf ein mehrgängiges Vier-Sterne-Menü zu haben, wird er gedankenlos einen Energieriegel vor dem Computer verzehren – doch echter Männerhunger sieht anders aus!

In seinem Buch über die männliche sexuelle Gesundheit mit dem Titel *The Hardness Factor* zitiert Steven Lamm eine britische Studie. Sie ergab, dass Männer, die behaupteten, drei oder mehr Orgasmen die Woche zu haben, eine um 50 Prozent niedrigere Rate an Herzinfarkten und Hirnschlägen aufwiesen als Geschlechtsgenossen mit einer niedrigeren Sexfrequenz. Die Idee zu diesem Buch kam Lamm, als ihm ein

Zusammenhang zwischen der verminderten erektilen Qualität seiner männlichen Patienten und Beschwerden, wie Übergewicht, erhöhter Cholesterinspiegel, Bluthochdruck, Depressionen, Schlafstörungen, Diabetes und Herzerkrankungen, auffiel: »Auf den ersten Blick sollte man meinen, die Studie besage, dass Sex das Risiko für einen Herzinfarkt oder Gehirnschlag senkt und uns ein längeres Leben beschert. In Wahrheit ist es genau umgekehrt: *Wer gesund ist, kann so viel Sex haben, wie er will.*«

Ist Ihr Partner sexuell fit? Wenn Sie eine Frau fragen, ob sie »fit zum Ficken« ist, kann sie Ihnen ganz genau sagen, inwiefern sich ihre körperliche Verfassung auf ihre Lust auf Sex auswirkt. Ob zu dick, zu dünn, erschöpft, aus dem Leim gegangen, dehydriert… Frauen wissen nur zu gut, welchen Einfluss ihr körperliches Befinden auf ihr Sexualverlangen haben kann. Für Männer hingegen bedeutet das ein völliges Neuland. Obwohl sich heute mehr Männer denn je Gedanken um ihr Gewicht und ihre Fitness machen, gehen sie dabei nur sehr oberflächlich vor: Hauptsache, der äußere Eindruck stimmt! Und da die meisten Männer dazu neigen, Sex mit dem Penis zu haben statt mit dem gesamten Körper und der Seele, bemessen sie ihre sexuelle Gesundheit gern nach Zentimetern bzw. danach, wie schnell sie einen hochkriegen, ihn oben behalten und abspritzen können – selbst wenn das bedeutet, dass sie dafür auf Pornos oder eine Pille zurückgreifen müssen. Aber um echten Sex mit dem ganzen Körper zu haben, der erst so etwas wie eine außerkörperliche Erfahrung ermöglicht, müssen Männer erst einmal ein besseres Gespür für ihren eigenen Körper entwickeln – und zwar vom Scheitel bis zur Sohle, mit Haut und Haar.

Bevor Sie also zu Ihrer niemals endenden sexuellen Erkundungsreise aufbrechen, hier noch ein paar Fragen in Bezug auf die Reisetauglichkeit Ihres Partners:

Treibt er Sport? Regelmäßiges aerobes Training fördert die Durchblutung und hilft den Arterien, Stickoxid zu produzieren. Stickoxid ist der Lebenssaft der männlichen Erektion und absolut notwendig für die sexuelle Erregung. Sie würden sich wundern, wie viele Männer mir erzählen, dass sie nach dem Sport am geilsten sind. Steve, ein Immobilienmakler aus New York City, sagte mir: »Wenn ich um den See im Central Park renne, ist das wie ein Vorspiel mit mir selbst. Indem ich körperlich bis an meine Grenzen gehe, bringe ich meine Säfte zum Fließen. Anschließend möchte ich diese Energie am liebsten in Sex münden lassen. Es ist wie ein Workout vor dem Workout.« Und Peter, ein Psychologe aus Tulsa, Oklahoma, gestand mir: »Wenn ich während eines Work-out bis an meine Grenzen gehe, fühle ich mich unglaublich lebendig. Logisch, dass ich mich auch in sexueller Hinsicht am lebendigsten fühle, wenn ich direkt nach dem Workout Sex habe.«

Solche Beobachtungen sind nicht weiter verwunderlich: Durch das aerobe Training wird nicht nur die Durchblutung gefördert, sondern auch die Produktion von Wohlfühl-Endorphinen, die zur sexuellen Erregung beitragen. Wenn Ihr Partner also das nächste Mal ins Fitnessstudio rennt, bitten Sie ihn, anschließend zu Hause unter der Dusche auf Sie zu warten.

Dort können Sie seinen Puls mithilfe von leidenschaftlichem Sex erst recht auf Trab bringen!

Sport spielt auch eine wichtige Rolle für ein positives Selbstbild und kann das wirksamste Aphrodisiakum überhaupt sein. Andererseits sind Frauen nicht die Einzigen, die sich mit Selbstzweifeln herumschlagen, was ihre Fitness und ihr äußeres Erscheinungsbild betrifft. Sie haben ja keine Ahnung, wie viele Männer mit ihrem Äußeren unzufrieden sind! Und ein geringes Selbstbewusstsein kann, wie Frau nur allzu gut weiß, dem sexuellen Verlangen einen gehörigen Dämpfer verpassen!

Auch ich kann ein Lied davon singen. Vor drei Jahren lag ich erheblich über meinem Idealgewicht und steckte sexuell total in der Routinefalle. (Dass ich außerdem noch Vater geworden war und unter neuen Sorgen sowie Schlafentzug litt, wirkte sich auch nicht gerade positiv auf mein Liebesleben aus.) Ich trieb so gut wie keinen Sport. Ich hatte nicht nur keine Energie mehr für Sex, sondern fand mich auch ziemlich unattraktiv. Ich fühlte mich definitiv nicht wohl in meiner Haut und wollte mich nur ungern nackt zeigen. Als meine Frau mit Pilates-Training [ein nach Joseph Pilates benanntes ganzheitliches Körpertraining, das alle Muskelpartien gleichmäßig fördern soll; d.Ü.] anfing, beschloss auch ich, etwas für meine Figur zu tun: In diesem Punkt wollte ich nicht hinter ihr zurückstehen. Also absolvierte ich ein Fitnessprogramm. Ich nahm verhältnismäßig schnell ab, und schon die kleinste Verbesserung hob mein Selbstbewusstsein enorm und damit auch meine Libido. Es ging mir nicht darum, einen perfekten Körper zu haben und auszusehen wie ein Calvin-Klein-Model, sondern darum, wieder mehr Energie und Selbstvertrauen zu bekommen. Plötzlich waren meine Batterien wieder aufgeladen, und zwar auch in sexueller Hinsicht. Mit der Anziehung, die meine Frau auf mich ausübte, hatte das rein gar nichts zu tun – die hatte ich die ganze Zeit über nie infrage gestellt. Sondern nur damit, dass ich mich endlich wieder attraktiv fühlte – sowohl meiner Frau gegenüber wie allgemein. Und, was lernen wir daraus? Dass Sport und eine gesunde Ernährung für unsere sexuelle Vitalität unerlässlich sind. Aber es gilt auch – und zwar für Männer und Frauen gleichermaßen: Wenn das Gewicht in die Höhe schnellt, erleben das Selbstwertgefühl und die Libido eine steile Talfahrt (und die ist, was Männer betrifft, immer eine Katastrophe!).

Ernährt er sich gesund? Eine ungesunde Ernährung ist mit der Hauptgrund für Herzerkrankungen, erhöhten Cholesterinspiegel, Arterienverkalkung, Bluthochdruck und vieles mehr. All diese Beschwerden führen zu einem verminderten Blutfluss in den Penis und wirken sich negativ auf die Erektionsfähigkeit und das Sexualverlangen aus. Was soll man also essen, um die Lust zu entfachen? Wer seinem Herzen etwas Gutes tut, tut automatisch auch etwas für sein Sexualverlangen. Ich möchte Ihnen an dieser Stelle keinen genauen Diätplan vorstellen (dazu gibt es bereits genügend Literatur), kann Ihnen aber sagen, dass mich das Buch von Joel Fuhrman, *Eat to live*, sehr inspiriert und meine Ernährungsgewohnheiten deutlich verändert hat. Die Idee hinter seiner Diät ist die der Nährstoffdichte. Vereinfacht gesagt: Wenn das Verhältnis von Nährstoffen zu Kalorien hoch ist, was bei den meisten Gemüsesorten der Fall ist, wird Fett verbrannt und der Gesundheitszustand verbessert. Daraus folgt: Je mehr Lebensmittel mit einer hohen Nährstoffdichte Sie verzehren, desto weniger Kalorien benötigen Sie und desto seltener wird Ihr Heißhunger auf hochkalorische Nahrungsmittel. Dank der *Eat-to-live*-Diät liebe ich es nicht mehr nur zu essen, sondern esse auch, um zu lieben!

Ist er gestresst? Stress schwächt nicht nur die sexuelle Potenz. Auch Arzneimittel, die zur Stressbekämpfung eingesetzt werden, wie Anti-Angst-Medikamente, neigen dazu, die Libido und das Sexualverlangen herabzusetzen. Doch egal ob jemand Medikamente einnimmt oder nicht, egal ob Mann oder Frau: Wer unter starkem emotionalem Druck steht, hat in der Regel keine große Lust auf Sex.

Lieber Ian,

mein Mann und ich hatten noch nie ein Problem mit unserer Sexualität (wir sind allerdings auch erst seit zwei Jahren verheiratet, sodass wir uns sozusagen immer noch in den verlängerten Flitterwochen befinden – zumindest war das noch bis vor Kurzem der Fall). Aber in den letzten Monaten hat sich die Situation verschlechtert, und wir leiden an einer Sexflaute. Mein Mann hat die Beförderung nicht bekommen, mit der er fest gerechnet hatte, und jetzt will er mit dem Kinderkriegen lieber noch eine Weile warten, was mich sehr verletzt hat. Im Moment sind wir ständig wütend aufeinander, und im Bett komme ich mir vor, als würde ich neben einem völlig Fremden liegen. Ich habe mich noch nie so allein gefühlt.

Debbie, 29, PR-Managerin

Nun, Debbie, da bist du nicht die Einzige. Du hast gleich mit zwei Problemen zu kämpfen, die die meisten Unstimmigkeiten in einer Ehe hervorrufen. Während finanzielle Probleme in den USA bei den Scheidungsgründen an erster Stelle stehen, nehmen sexuelle Probleme den zweiten Rang ein. (Man darf jedoch annehmen, dass es, was den Frust im Bett anbelangt, eine gehörige Dunkelziffer gibt.) Aber die bittere Wahrheit ist die, dass beide Gründe eng miteinander verbunden sind: Finanzielle Probleme führen häufig auch zu Frust im Bett.

Während meiner Tätigkeit als Arzt habe ich festgestellt, dass finanzielle Sorgen bei Männern mit der Hauptgrund für eine geschwächte Libido sind. Und in Ihrem Fall werden diese Sorgen durch Ihren Kinderwunsch noch zusätzlich verstärkt. Angesichts dieser beiden Faktoren – die nicht erfolgte erwartete Beförderung und die damit verbundenen Konsequenzen für die Familienplanung – wissen Sie, warum er den Körperkontakt meidet. Nur dass eine Sexflaute das Problem eher noch verschlimmert, da Sie auf diese Weise erst recht voneinander isoliert werden und das Fundament Ihrer Ehe langsam ausgehöhlt wird.

Männer leiden oft im Stillen oder bekommen irrationale Wutanfälle, anstatt konstruktiv zu kommunizieren. Im Moment nimmt er Sie und Ihre Bedürfnisse als Teil des Problems wahr. Deshalb sollten Sie ihm zeigen, dass Sie ein Teil der Lösung sind.

Nur weil er sich mit dem Kinderkriegen noch etwas Zeit lassen möchte, bedeutet das nicht, dass er gar keine Kinder möchte. Wahrscheinlich ist er nicht nur selbst enttäuscht, sondern fühlt sich auch schuldig, ja seiner Männlichkeit beraubt, weil er Ihre Familienplanung hinausschieben muss. Während die meisten Frauen glauben, dass es nie einen richtigen Zeitpunkt gibt, um Kinder zu bekommen, schieben Männer die Vaterschaft meist deshalb hinaus, weil sie das Gefühl haben, einfach noch nicht reif dafür zu sein. Dieses Gefühl von Reife stellt sich erst ein, wenn Sie sich einer Familie auch in finanzieller Hinsicht gewachsen fühlen.

In der amerikanischen Gesprächssendung *The Actors Studio* sagte der Regisseur Francis Ford Coppola einmal, dass das Kinderkriegen seine Filmkarriere unheimlich befördert habe, weil es ihn wirklich motiviert hätte, seinen Hintern hochzukriegen. Vor diesem Hintergrund sollten Sie Ihre Kinderpläne kurzfristig zurückstellen, um den Druck rauszunehmen, und sich stattdessen auf Ihre Partnerschaft konzentrieren. Zum Beispiel indem Sie den Sex wieder als reines Vergnügen und nicht als Fortpflanzungsmethode betrachten. Eine Rückkehr zum ausschließlich lustbetonten Sex wird nicht nur Ihrer Beziehung guttun, sondern auch Ihrem Partner insgesamt wieder zu einer positiveren Lebenseinstellung verhelfen und ihm das Selbstvertrauen und die Sicherheit zurückgeben, die er benötigt, um sich den anderen Herausforderungen seines Alltags zu stellen. Daran wird er merken, dass Sie ihn so schätzen, wie er ist, und nicht hauptsächlich den Ernährer in ihm sehen.

Zum Schluss noch ein Tipp: Wenn Männer unter beruflichem Stress stehen, leiden sie oft auch unter dem Druck, ihre Partnerin zufriedenstellen zu müssen, und sind dementsprechend anfällig für sexuelle Versagensängste. Deshalb sollten Sie sich zumindest am Anfang hauptsächlich auf seine Lust konzentrieren. Sie werden feststellen, dass er Ihnen Ihre Liebe schon bald doppelt und dreifach vergelten wird und Sie am Ende bestimmt doch noch ein Kind bekommen werden.

Hat er einen gesunden Schlaf? Wie Nahrung und Wasser ist auch eine gesunde Nachtruhe für unser körperliches Wohlbefinden unverzichtbar und zieht bei Ihrem Partner häufig eine Morgenerektion nach sich. Also zögern Sie nicht, ihn allmorgendlich daraufhin zu untersuchen!

Bekommt er genügend Vitamine? L-Arginin, eine Aminosäure, ist ein Proteinbaustein sowie ein Vorläufer des Stickoxids, das bekanntermaßen für die sexuelle Erregung unerlässlich ist. Pycnogenol ist eine Kombination mehrerer Antioxidanzien und wird aus der Rinde der französischen Kiefer gewonnen. Es schützt das Herz, bekämpft die bösen Freien Radikale und verbessert die sexuelle Erregbarkeit. Omega-3-Fettsäuren, die in bestimmten Fischarten vorkommen, beugen der Arterienverkalkung vor und sorgen für eine bessere Durchblutung. Die Vitamine C und E sind wirksame Antioxidanzien, die gegen Freie Radikale schützen und die Fettablagerungen an den Arterienwänden reduzieren. Die meisten dieser Vitamine und Mineralstoffe sind in guten Multivitaminpräparaten enthalten. Wenn Sie diese mit einer ausgewogenen Ernährung, Stressmanagement und ein bisschen guter alter erotischer Kreativität (darüber gleich noch mehr) kombinieren, ist Ihr Partner bald wieder fit wie ein Turnschuh. Und damit auch fit zum Ficken.

Vorspiel

Eine der Kardinalregeln für das Verfassen wissenschaftlicher Texte lautet: »Verwenden Sie niemals einen Begriff, der nicht lexikalisch erklärt wird.« Doch wenn es ums Vorspiel geht, führen so viele von uns ein dermaßen vorschriftsmäßiges, genau definiertes Liebesleben, dass ich beschlossen habe, gegen diese Regel zu verstoßen.

Haupteintrag: Vorspiel
Aussprache: [forʃpi:l]
Funktion: Substantiv

1. Sexuelle Stimulation, die dem Geschlechtsverkehr vorausgeht.
2. Handlung oder Verhalten, das einem bestimmten Ereignis vorausgeht.

(Darüber hinaus hat »Vorspiel« noch verschiedene konkrete Bedeutungen im Bereich der Musik, des Theaters und des Sports, worauf hier nicht näher eingegangen werden soll.)

Wenn Sie Teil I dieses Buches gelesen haben, wird es Sie nicht weiter überraschen, dass ich mit dieser Definition so meine Probleme habe. Sie unterstellt, dass das Wesentliche der

Geschlechtsverkehr ist. Alles, was davor (und danach) kommt, gilt bloß als vorbereitend oder unterstützend.

Doch wie bereits gesagt: Solange der Schwerpunkt nur auf dem Geschlechtsverkehr liegt, wird Sex zwangsläufig zu einer unkreativen, todlangweiligen Routine. Die Männer leiden unter Versagensängsten, und die Frauen täuschen ihren Orgasmus bloß vor. Und solange das so bleibt, werden Frauen und Männer die ungeheure Kraft nie kennen lernen, die Sex entfalten kann, wenn er Ausgangspunkt für eine Expedition in einen neuen Kosmos voller Lust und Fantasien ist.

Laut der lexikalischen Definition geht es beim Vorspiel um eine sexuelle Stimulation oder Erregung, die in unserer Kultur als eine Art Appetitanreger vor dem Hauptgang betrachtet wird. Seit es der Begriff 1929 ins Lexikon schaffte, ist diese obskure Definition merkwürdig statisch geblieben. Wenn Sie »Vorspiel« als Suchbegriff bei Google eingeben, werden Sie bei weit über einer Million Treffer landen. Doch auch dort versteht man unter »Vorspiel« größtenteils körperliche Aktivitäten wie Sich-gegenseitig-Ausziehen, Küssen, Streicheln und Oralsex, die bei Männern zu einer Erektion führen und die Frauen feucht werden lassen.

Weil die herkömmliche Definition von Vorspiel den Schwerpunkt auf die »Bereitschaft, Sex zu haben« legt, konzentriert sie sich mehr auf die körperliche Erregung als darauf, wirkliches Verlangen zu entfachen. Wie Sie vielleicht noch wissen, bin ich nur einige Seiten vorher auf die drei verschiedenen Typen der männlichen Erektion eingegangen: auf die psychogene oder mental inspirierte Erektion, die Reflexerektion infolge einer direkten Stimulation der Genitalien und die nächtliche Erektion, die spontan auftritt. Die in unserer Gesellschaft vorherrschende Vorstellung von Vorspiel fördert eine reflexorientierte Herangehensweise an die sexuelle Kommunikation auf Kosten eines wirklich impulsiven, psychogenen Zugangs. Das ist auch der Grund, warum es uns häufig schwerfällt, die körperliche Erregung in Verlangen zu verwandeln. Um den erwünschten Effekt zu erreichen (d. h., die Erregung innerhalb von maximal sechs Minuten in eine Erektion und schließlich in eine Ejakulation zu verwandeln), werfen wir Pillen ein und beschwören pornografische Bilder herauf, nur um unser Gehirn dazu zu überreden, dem Körper zu folgen, während es doch eigentlich genau umgekehrt sein sollte.

Lieber Ian,

mein Freund und ich wohnen zusammen und sind im Moment beide beruflich sehr eingespannt. Wir hatten schon seit Monaten nicht mehr richtig Zeit für uns, geschweige denn für Sex. Wir haben versucht, feste »Sex-Zeiten« zu vereinbaren, aber das funktioniert einfach nicht. Mein Freund sagt: »Wo ein Wille ist, da ist auch ein Weg!« – das Problem ist nur, dass wir zwar Mittel und Wege gefunden haben, uns Zeit freizuschaufeln, mir aber jeglicher Wille abhanden gekommen ist.

Rebecca, 26, Wirtschaftsprüferin

Sex nach Stundenplan ist bei Paaren mit anstrengendem Berufsleben weit verbreitet. Dummerweise führt das Einplanen von Sex in einen straff durchorganisierten Alltag nur zu enormem Leistungsdruck. Gleichzeitig untergräbt es das spontane

Verlangen, weil Sex so nur zu einer weiteren Pflicht wird, die es abzuhaken gilt wie die Einnahme eines Multivitaminpräparats oder regelmäßiges Bauchmuskeltraining.

Deshalb möchte ich Sie fragen, liebe Rebecca, was Sie und Ihr Freund neben ihren geplanten Sexverabredungen eigentlich noch so alles tun, um emotionale Nähe und Leidenschaft herzustellen. Denn ich muss gestehen, dass mich Ihr kaum vorhandenes Liebesleben weitaus weniger beunruhigt als Ihr Mangel an Privatleben. Kein Wunder, dass Sex nach Plan nicht funktioniert: Sie sind nur mit halbem Herzen bei der Sache und verlassen sich auf eine mechanische Form von Erregung, um in Fahrt zu kommen, anstatt wirklich das Verlangen zu haben, dem anderen Lust zu bereiten und ihm emotional nahezukommen. In einer gesunden, langjährigen Beziehung bedeutet Verlangen nicht, dem Bedürfnis nach Sex nachzugeben, sondern *sich aufrichtig nach Sex mit einer ganz bestimmten Person zu sehnen.*

Ein weiterer Nachteil von Sex nach Stundenplan besteht darin, dass er nur sehr selten wirkliche Nähe herstellt. Stattdessen verstärkt er oft das Trennende zwischen uns, das wir mit seiner Hilfe eigentlich überwinden wollen. Damit will ich gar nicht leugnen, dass der feste Vorsatz immerhin schon einmal die halbe Miete ist – aber eben auch nicht mehr.

Warum nutzen Sie die Stunden, die Sie beide füreinander haben, nicht, um sich wirklich nahezukommen – aber ohne den Druck, Sex haben zu müssen? Wenn Sie trotzdem Sex haben – prima! Aber wenn nicht, sollte das auch kein Problem sein.

Und wie wäre es damit, sich mal einen ganzen Tag freizunehmen oder einfach blauzumachen? Schlafen Sie aus, machen Sie einen langen Spaziergang, gönnen Sie sich ein köstliches Mittagessen (und dazu ein Glas Weißwein), halten Sie Händchen, gehen Sie ins Kino und *genießen* Sie ganz einfach die Gegenwart des anderen. Ein Stündchen zwischendurch oder ein Wochenende nach einer anstrengenden Arbeitswoche sind einfach nicht genug, um sich wirklich zu entspannen, geschweige denn, um die Batterien wieder aufladen zu können. Wenn Sie anfangen, mehr unverplante Freizeit miteinander zu verbringen, werden Sie Ihren dicht gedrängten Terminplänen vermutlich wesentlich mehr Zeit abringen können, um sich gegenseitig Lust zu bereiten, als Sie jetzt vielleicht denken.

Und noch etwas dürfen Sie auf keinen Fall vergessen. Wie heißt es doch so schön in einem alten Blues-Song: »*Love is a faucet; it turns off, and it turns on. Only sometimes when you think it's on, baby, it has shut off and gone.*« Eine wesentliche Voraussetzung für eine rundum befriedigende Sexualität ist die Fähigkeit, die sexuelle in die übergeordnete Identität zu integrieren und sich selbst als sexuelles Wesen wahrzunehmen – selbst wenn Sie sich gerade mitten im Alltag, auf einem völlig banalen, ausgetretenen Pfad befinden. Es geht darum, genau diesen Pfad zu verlassen und auf jene schwankende Brücke abzubiegen. Wenn Sie Sex weitgehend aus Ihren Gedanken verbannen, wird er sich nicht automatisch in den genau dafür reservierten Stunden wieder bemerkbar machen. Auf eines kann ich gar nicht oft genug hinweisen: Sex führt zu mehr Sex, genauso wie Verlangen zu mehr Verlangen führt. Indem Sie Ihre jeweiligen Fantasien erkunden und ein Gefühl von Vorfreude entwickeln – sowohl für sich allein als auch mit Ihrem Partner –, wird Ihr Verlangen zunehmen und der derzeit vorherrschenden pragmatischen Sexroutine ein Ende bereiten.

Wenn es ums Vorspiel geht, darf man Erregung auf keinen Fall mit Verlangen verwechseln. Das Vorspiel ist etwas völlig anderes als ein paar mechanische Streicheleinheiten oder Zungenküsse, die dazu führen sollen, dass der Mann eine Erektion bekommt und die Frau feucht wird. Das Vorspiel ist eine mentale Komponente von Sex. *Das Vorspiel findet außerhalb des Schlafzimmers statt.* Und noch einmal: *Das Vorspiel findet außerhalb des Schlafzimmers statt* (oder wo auch immer Sie sich sonst Lust bereiten). All das wilde Küssen, Streicheln, Sich-die-Kleider-vom-Leib-Reißen, Einander-Knabbern, Necken und Saugen hat mit dem Vorspiel nicht das Geringste zu tun: Dies ist das *Hauptspiel.*

Das heißt nicht, dass das Vorspiel ohne jeglichen Körperkontakt stattfinden sollte – im Gegenteil: Wir brauchen wesentlich mehr körperliche Nähe außerhalb des Schlafzimmers! Trotzdem sollten Sie unbedingt versuchen, sich die rein körperliche, reflexorientierte Herangehensweise abzugewöhnen. Es ist höchste Zeit, das Gehirn vorangehen und den Körper folgen zu lassen.

Wie bereits erwähnt möchte ich Sie ein für alle Mal von einer anderen weitverbreiteten Vorstellung abbringen, nämlich derjenigen, dass das Vorspiel mit Sex Hand in Hand geht. Es ist höchste Zeit, das Vorspiel vom Sex zu trennen.

Auf keinen Fall muss das Vor- oder besser gesagt: Hauptspiel immer zum Geschlechtsverkehr oder gar zum Orgasmus führen. Erinnern Sie sich noch an Ihre Schulzeiten? Als die Aussicht auf einen geraubten Kuss oder eine heimliche Schmuserei bereits ausreichte, dass Sie das Ausgangsverbot übertraten und aus dem Fenster kletterten? Und um genau dieses Gefühl geht es hier.

Geschlechtsverkehr kann in eine aufrichtige sexuelle Kommunikation münden, sollte aber nicht das alleinige Ziel bzw. das sprichwörtliche Ausrufezeichen am Ende eines ansonsten langweiligen, fantasielosen Satzes sein. Betrachten Sie den Sex wie einen richtig guten Roman: Jedes Wort, jede Seite und jedes Kapitel tragen zum großen Ganzen bei. Die Lust besteht in der Erfahrung des Lesens und nicht unbedingt darin, das Buch auszulesen (was eher von Wehmut und dem dringenden Bedürfnis, mehr von diesem Autor bzw. ein weiteres Buch zu lesen, begleitet wird). Die Lust am Lesen wird mit jedem guten Buch, das Sie begeistert, größer, genauso wie der Wunsch, eine neue Seite aufzuschlagen, weil man nie weiß, was einen als Nächstes erwartet.

Genauso sollte auch das Sexualverlangen weit über jeden einzelnen Sexualakt hinausgehen. Manchmal ist die sexuelle Kommunikation nur ein einzelner Satz, manchmal ein Kapitel und manchmal ein ganzes Buch, das Sie immer wieder von Neuem lesen, das in Ihrer Erinnerung lebendig bleibt und das Sie, wenn auch nur ein wenig, nachhaltig verändert, bevor Sie zum nächsten greifen. Studien haben gezeigt, dass sporadische Belohnungen wirksamer sind als regelmäßige. Nur weil Sie Ihr

Partner erotisch auflädt, muss das nicht zwangsläufig mit sexueller Befriedigung enden. Sich im Kino zu befummeln oder auf einer Party ins Bad zu schleichen, um dort wild miteinander herumzuknutschen, sind alles Dinge, die das Verlangen lebendig halten. Sie sorgen dafür, dass es nach wie vor funkt, und dies führt zu nachhaltigeren, spontaneren und kreativeren erotischen Begegnungen.

Ich betone immer wieder, dass man dem ganzen Leben gegenüber eine erotische Haltung einnehmen sollte, was nicht bedeutet, dass man gleich zum Nymphomanen werden muss. Das Adjektiv »erotisch« ist vom Substantiv »Eros« abgeleitet, dem griechischen Wort für die romantische oder körperliche Liebe. Freud dagegen hatte eine ganz andere Auffassung vom Eros. Er sagte, der Eros sei »der jedem Menschen angeborene Lebensinstinkt«.

In diesem Punkt muss ich dem berühmten Zigarrenraucher ausnahmsweise einmal recht geben: Beim Eros geht es um mehr als nur um sexuelle Lust, es geht um die Lebenslust schlechthin. Und beim Vorspiel geht es um mehr als nur um Sex, sondern darum, unserer Beziehung einen Sinn für Erotik zu verleihen.

Extremes Vorspiel

Wir leben in einer extremen Kultur. Angefangen bei Extremsportarten und extremen Körperverwandlungen bis hin zu der extremen Art, in der wir arbeiten und spielen (selbst unsere heißgeliebten TV-Reality-Shows werden von Folge zu Folge extremer) – wir alle suchen gern nach dem intensiven Rauscherlebnis, das sich einstellt, wenn wir etwas riskieren und bis an unsere seelischen und körperlichen Grenzen gehen. Wenn Adrenalin und Endorphin somit die natürlichen körpereigenen Drogen unserer Wahl sind – sollten wir dann nicht endlich auch mal so etwas wie extremen Sex in Erwägung ziehen?

Wenn Sie jetzt glauben, dass ich Sie dazu bringen will, beim Fallschirmspringen Sex zu haben, liegen Sie im Grunde gar nicht so falsch.

Manchmal mache ich mit den Paaren, die sich von mir therapieren lassen, ein lustiges Experiment, das sie häufig sogar zum ersten Mal wirklich dazu bringt, über das nachzudenken und zu reden, was sie wirklich antörnt. Alles beginnt damit, dass ich ihnen einen Film von Leuten bei ihrem ersten Fallschirmsprung zeige, auf dem das laute Schreien, Fluchen, ja selbst das für einen solchen ersten Sprung typische hysterische Weinen zu hören sind als auch die Hurrarufe und das Freudengeheul danach.

Anschließend bitte ich beide Partner, sich einen Moment Zeit zu nehmen und an etwas zu denken, das sie oder ihn sexuell erregt. Das kann eine Fantasie oder eine bestimmte Sexualpraktik sein, oder aber eine merkwürdige Stellung, die man schon immer mal ausprobieren wollte. Aber es muss ein heimlicher Wunsch sein, den man noch nie jemandem gebeichtet hat.

Danach bitte ich sie, diesen Gedanken in einen »Ich-will«-Satz umzuwandeln (z. B. »Ich will, dass du mich auf der Kellertreppe gegen die Wand drückst und mich nimmst«), ihn aber noch nicht laut zu äußern ... *noch nicht.*

Als Nächstes hole ich eine schmale, etwa 30 cm breite Bank in meine Praxis und bitte das Paar, sich an den Händen zu fassen und gemeinsam darauf zu steigen.

Dann sage ich: »Schließen Sie die Augen. Stellen Sie sich vor, Sie befinden sich in einem Flugzeug hoch über der Erde. Sie klammern sich an die Kabinentür und stehen kurz davor, sich gemeinsam in die Tiefe zu stürzen. Doch statt dass Sie bei ›Los!‹ einfach nur von der Bank springen, möchte ich, dass Sie dabei auch Ihren ›Ich-will‹-Satz in puncto Sex laut herausschreien, und zwar gleichzeitig.«

Manche von Ihnen denken bestimmt, dass ich es mit der Fallschirmmetapher etwas übertreibe (oder, was die Extremisten unter Ihnen angeht, nicht weit genug gehe). Doch in Wahrheit ist der Akt, unserem Partner unsere sexuelle Identität zu offenbaren, für die meisten von uns genauso furchterregend wie der, aus einem fliegenden Flugzeug zu springen – wenn nicht sogar noch schlimmer.

Viele meiner Übungen verfolgen das Ziel, Paare dazu zu

bringen, ihre sexuellen Sicherheitszonen langsam, aber sicher zu verlassen. Ich nenne das »ein sicheres Risiko eingehen«. Immer wieder kann ich miterleben, dass schon das kleinste »sichere Risiko« Paare mit jenem Reiz des Neuen beglückt, der für die Dopaminproduktion und die sexuelle Erregung so unerlässlich ist. Das begünstigt eine neugierige, abenteuerlustige, freche und selbstbewusste Einstellung der Sexualität gegenüber und ist ein fester Bestandteil meiner einzigartigen vierstufigen Therapieform, die ich die »Sieh mich, spür mich, heil mich«-Methode nenne. Der erste und meiner Meinung nach wichtigste und extremste Schritt besteht darin, sich selbst zu erlauben, genau hinzusehen, sich aber auch dem Partner mit all den schmutzigen kleinen Geheimnissen zu öffnen.

Hier eine kurze, ungeordnete Auswahl von »Ich-will-Sätzen«, die manche Männer in puncto Sex herausgeschrien haben:

»Ich will dich auspeitschen.«
»Ich will dich fesseln.«
»Ich will, dass du mich fesselst.«
»Ich will, dass du dich in meiner Gegenwart selbst befriedigst.«
»Ich will Rollenspiele machen.«
»Ich will, dass beim Sex das Licht anbleibt.«
»Ich will in der Öffentlichkeit Sex haben.«
»Ich will, dass du mir öfter einen bläst.«
»Ich will einen flotten Dreier.«
»Ich will, dass du Reizwäsche anziehst.«
»Ich will dich mit meiner Zunge zum Orgasmus bringen.«
»Ich will, dass du dir die Schamhaare rasierst.«

»Ich will Analsex.«
»Ich will dabei zusehen, wie du es mit einer anderen Frau oder einem anderen Mann treibst.«
»Ich will, dass du mir schmutzige Sachen sagst.«
»Ich will Nacktfotos von dir machen.«
»Ich will ein Sex-Video drehen.«
»Ich will, dass wir uns zusammen Pornos ansehen.«

Die Liste mit den »Ich-will«-Sätzen von Frauen beinhaltet alles Mögliche, angefangen bei dem Wunsch nach mehr Oralsex bis hin zu dem Verlangen, zu dominieren oder dominiert zu werden. Tatsächlich sind die Paare häufig überrascht, dass sich ihre heimlichen Sehnsüchte gar nicht so sehr voneinander unterscheiden.

Nachdem die Paare ihre »Ich-will«-Sätze herausgeschrien haben, wiederhole ich jeden ihrer Sätze laut, damit es keine Missverständnisse gibt. Dann bitte ich die Partner, sich an den Händen zu fassen und gemeinsam von der Bank zu steigen: Ein kleiner Schritt für alle Frauen und Männer, aber ein *großer* Schritt für das Liebesleben.

Dann reden wir darüber, was diese Aussagen und heimlichen Wünsche jeweils für den Einzelnen und die Beziehung bedeuten. Wir besprechen, wie die Partner diese sexuelle Erkundungsreise im freien Fall, die sie in meiner Praxis begonnen haben, auch im Alltag fortsetzen können – sei es nun mithilfe von Fantasien oder Taten.

Wie sehen Ihre »Ich-will«-Sätze aus? Wie fühlen Sie sich, wenn Sie sie aussprechen? Stimmen sie mit Ihren Werten und

Ihrem Selbstbild überein, oder stehen Sie in einem krassen Gegensatz zu Ihrer sozialen Identität? Sind Sie bereit, sie Ihrem Partner anzuvertrauen, ja sie eventuell in die Tat umzusetzen? Sind Sie bereit, Ihrem Partner zuzuhören und seinen Wünschen positiv gegenüberzustehen?

Bevor ich fortfahre, möchte ich noch auf einen häufig vorgebrachten Einwand eingehen. Was, wenn sich Ihre »Ich-will«-Sätze überhaupt nicht auf Ihren Partner beziehen? Was, wenn es Ihr heimlichster Wunsch ist, anonyme Begegnungen mit sexuell aufreizenden Fremden zu haben (wie er beispielsweise durch folgenden »Ich-will«-Satz zum Ausdruck gebracht wird: »Schatz, was ich wirklich will, ist Sex, und zwar egal mit wem – Hauptsache nicht mit dir!«)? Ach, du meine Güte, denken Sie jetzt bestimmt. Hat das letzte Stündlein dieser Beziehung bereits geschlagen? Die Antwort auf diese Frage lautet *Nein*, nicht im Geringsten. Was Sie da hören, ist der provozierende Auftakt zu einer Sinfonie kreativer Rollenspiele! Egal ob Sie diese Übung allein oder mit Ihrem Partner durchführen – denken Sie stets daran, dass Sie Ihre wirklichen Wünsche nicht zensieren dürfen, auch nicht aus Angst, Ihren Partner zu verletzen oder auszuschließen. Die Erfahrung hat gezeigt, dass man so gut wie jeden heimlichen Wunsch schon mit ein bisschen Fantasie in stundenlange, kreative Sexspiele umsetzen kann.

Wenn Sie das immer noch nicht überzeugt, sollten Sie sich von nun an als Weiße Tigerin sehen. Ja, Sie haben richtig gelesen – als Weiße Tigerin.

Erlauben Sie mir, dass ich Ihnen kurz erkläre, warum.

Drachenschwänze

Im Chinesischen steht der Begriff »Weiße Tigerin« für eine Frau, die bestimmte sexuelle Praktiken ausübt, die ihr zu Schönheit, Gesundheit und ewiger Jugend verhelfen sollen. Die sexuellen Techniken der Weißen Tigerin wurden im Alten China von Taoistinnen entwickelt, einer Geheimgesellschaft weiblicher Sexkrieger, über die im Westen nur sehr wenig bekannt ist.

Der taoistische Autor und Historiker Hsi Lai hatte die Gelegenheit, mit einer der letzten Weißen Tigerinnen zu sprechen. Sie hat ihm viele geheime Praktiken verraten, damit er sie an westliche Frauen weitergeben kann. Hsi Lai schreibt in seinem Buch: »Eine Weiße Tigerin kann in jeder Kultur funktionieren. Sie lässt sich weder durch ihr soziales Umfeld noch durch ihre religiösen Überzeugungen einschränken.«

Obwohl so manches Prinzip der Weißen Tigerin unserem modernen westlichen Denken widerspricht bzw. nicht bewiesen werden kann, wie beispielsweise die Vorstellung, dass die Aufnahme des männlichen Spermas durch die Frau (und zwar überwiegend durch Oralsex und Hautkontakt) zu einer körperlichen Verjüngung und spirituellen Unsterblichkeit führt, handelt es sich hierbei um eine äußerst befreiende Sicht auf die Sexualität. Die Weiße Tigerin wäre ganz nach Samanthas Geschmack – Sie können sie sich ruhig als eine Figur aus *Sex and the Ancient City* vorstellen.

Weiße Tigerinnen wurden darin ausgebildet, sich die männliche sexuelle Energie bzw. den »Drachenatem« »anzueignen«:

»Während des Orgasmus setzt der Körper sexuelle Energie frei, und zwar nicht nur in der Samenflüssigkeit, sondern auch als nachhaltige psychische Kraft. Die Tigerin lernt, die Flüssigkeiten und Energien ihres eigenen sowie des Orgasmus des Mannes zu absorbieren und sie so intensiv wie möglich für ihre Gesundheit und ihr Wohlbefinden zu nutzen. Mit ›absorbieren‹ ist die Fähigkeit gemeint, sich die Energie des Orgasmus seelisch wie körperlich anzueignen, wobei die männliche Energie dazu dient, die eigene, weibliche Energie zu verstärken und zu steigern.«

Weiße Tigerinnen unterhielten traditionellerweise Beziehungen zu zwei Typen von Männern – zu »Grünen Drachen« und »Jadedrachen«. Erstere waren Männer, die von der Weißen Tigerin hauptsächlich wegen ihres Samens und ihrer sexuellen Energie verführt wurden. Lernen Sie, Ihren Mann wie einen Grünen Drachen zu behandeln. Benutzen Sie ihn für Ihre Lust. Benutzen Sie ihn für Ihre eigene sexuelle Befriedigung. Vertrauen Sie mir: Er wird nichts daran auszusetzen haben. Ihre Bereitschaft, den ersten Schritt zu machen, Ihr Mut, ihn zu nehmen und als Ihr persönliches Sexspielzeug zu betrachten, wird ihn in eine nie gekannte Ekstase versetzen. Er wird gar nicht kapieren, was ihm da widerfahren ist, und Sie brauchen es ihm auch nicht zu verraten. Denken Sie daran: Die Weißen Tigerinnen waren ein Geheimbund, und auch Sie dürfen Ihre neue Identität getrost für sich behalten.

Die zweite Kategorie der männlichen Gefährten, die Jadedrachen, sind die gleichberechtigten Partner der Weißen Tigerin. Die sexuelle Beziehung mit ihnen war für beide Seiten befriedigend.

Deshalb rate ich Ihnen jetzt, Ihren Partner zumindest hin und wieder auch als Jadedrachen zu betrachten. Ihre Bereitschaft, zu geben und zu nehmen, den ersten Schritt zu machen und sich hinzugeben, zu kommunizieren und sich preiszugeben, zu lernen und zu teilen, wird in eine Liebesbeziehung münden, die sich unablässig weiterentwickelt und in der man nie aufhört, nach weiteren unerforschten Wegen und geheimen Genüssen zu suchen.

Als moderne Weiße Tigerin müssen Sie lernen, den Grünen sowie den Jadedrachen in ein und demselben Mann zu entdecken – und zwar immer wieder aufs Neue, je nachdem wie es gerade um Ihre bzw. die Wünsche Ihres Partners bestellt ist.

Im Zentrum der Lehre der Weißen Tigerin steht jedoch die Bereitschaft, Sex zu einem wesentlichen, unabdingbaren Bestandteil des Lebens zu machen. Das bedeutet, dass Sie sich in Ihrem hektischen Alltag jede Menge Raum und Zeit reservieren, um gemeinsam ihre jeweilige Lust zu erkunden und zu genießen. Dass Sie sich bewusst dafür entscheiden, Sex nicht nur auf einen Quickie am Mittwochabend und etwas Herumgemache am Samstagnachmittag vor dem Abendessen zu beschränken. Das heißt, Ihrem Liebesleben die Bedeutung zu verleihen, die ihm als Inbegriff von emotionaler Nähe eigentlich zukommt.

Doch bevor Sie es treiben können wie eine Weiße Tigerin, müssen Sie erst einmal so denken wie sie und sich auch entsprechend verhalten.

Aber wie bringen Sie sich in die dazugehörige seelische Verfassung? Indem Sie einen Schritt zurück und zwei nach vorn machen:

»Für eine Tigerin ist es kein Sex, wenn ein Mann mit seinem Penis das alte Rein-raus-Spiel betreibt, bis sie zum Orgasmus kommt. Für sie bedeutet Sex, dass sie wieder so etwas wie jugendlichen Überschwang, Abenteuerlust, Romantik und Verspieltheit verspüren kann ... Vereinfacht gesagt sieht sie Sex mit anderen Augen, nämlich wie ein junges Mädchen, das etwas erleben will, statt wie eine erwachsene Frau, die ihre emotionalen, sexuellen Bedürfnisse befriedigen will. Was sie sich wünscht, ist die Erregung, die mit dem Sex verbunden ist.«

Was Sex in einer monogamen Partnerschaft anbelangt, verfallen wir nur zu leicht in unsere erwachsene, abgeklärte Routine und verlieren unsere Offenheit, etwas Neues zu lernen oder zu erleben. Wir konzentrieren uns nur noch auf unsere emotionalen Bedürfnisse und benutzen den Sex, sie auszudrücken und unser Verlangen aufeinander abzustimmen, anstatt es dem Sex zu erlauben, uns aus all unseren Sorgen, Ängsten und Zwängen zu reißen. Bei ihren Praktiken gönnt sich die Tigerin Phasen des Exhibitionismus, Flirtens und Angebens, um Männer aufzureißen, aber auch Phasen der heimlichen sexuellen Intermezzi. Obwohl sie eine erwachsene Frau ist, hat sie sich ihre kindliche Experimentierfreude bewahren können.

Trauen Sie sich! Tauchen Sie ein in die neuen, geheimen Welten sexueller Erkundungen. Erlauben Sie sich, diesen Sprung zu wagen. Lernen Sie zuzuhören, ohne zu urteilen, und nutzen Sie Ihre Chance. Lassen Sie sich selbst zum Objekt der Begierde machen, und hören Sie auf meinen Rat, dass Sie auch geben können, indem Sie nehmen, ohne sich selbst mit den Augen eines Mannes oder unter dem Gesichtspunkt seiner Erektion zu betrachten. Seien Sie die Tigerin auf der schwankenden Brücke.

Apropos Erektionen – dazu gibt es in den alten taoistischen Texten folgendes Sprichwort: »Wenn die Tigerin spielt, peitscht der Drache mit seinem Schwanz.«

Also, worauf warten Sie noch? Fangen Sie an zu spielen…

Vorspiel-Protokolle: Orale Überlieferungen

Bitte schließen Sie für einen kurzen Moment die Augen und versuchen Sie, sich als die Tigerin auf der schwankenden Brücke vorzustellen (für alle Film-Freaks: Denken sie an Orson Welles' *Die Lady von Schanghai*). Ich möchte Sie nämlich zu einer fantastischen Zeitreise in die Vergangenheit einladen, zurück in die bewegten Tage Ihrer Jugend, als Sex noch etwas Schmutziges, Geheimnisvolles, Gefährliches und Aufregendes war, etwas ganz Intensives und vor allem völlig Neues. Ich möchte, dass Sie tief in Ihren Erinnerungen kramen und die unnachahmliche Lust, den anderen zu befriedigen und selbst befriedigt zu werden, aufs Neue entdecken. Ich möchte, dass Sie sich an die unbeschreibliche Überraschung, Begeisterung und Leidenschaft erinnern, die Sie empfanden, als Sie das erste Mal fühlten, hörten, rochen, sahen und schmeckten, wie sich Ihr Partner den Zuckungen des Orgasmus hingab. An das erste Mal, als Sie sich den Liebkosungen eines anderen Menschen hingaben.

Wir beginnen unsere Reise dort, wo Leidenschaft überhaupt erst entsteht: im Gehirn. Den Rahmen für die körperliche Mechanik der Erregung und Entspannung bildet das Verlangen. Deshalb bringt es an dieser Stelle nichts, alle möglichen Sextechniken Revue passieren zu lassen. Fantastischer Sex ist wie ein Lieblingsbuch: Hier geht es nicht ums Schnelllesen oder darum, so bald wie möglich ausgelesen zu haben – hier geht es vielmehr darum, alles, was sich zwischen den Buchdeckeln befindet, auszukosten und zu genießen. Es geht um jede Nuance, jedes Detail, um Überraschungseffekte, Abenteuer, Spannung, Geheimnis, Tragödien, Komödien, Schönheit, Einsichten und vielleicht auch manchmal um Schmerz. Anstatt mit einer Beschreibung der hydraulischen Erregungs- und Orgasmusmechanik zu beginnen, sollen Sie Ihre Aufmerksamkeit eher auf das jeweilige Umfeld lenken. Ich möchte, dass Sie wie die Tigerin auf der schwankenden Brücke in Ihre Vergangenheit zurückreisen und all die spätabendlichen Sehnsüchte und schmutzigen Fantasien aus der Kiste hervorholen, die Sie auf dem Dachboden versteckt haben, und sie auf dem Bett, dem Sofa, unter der Dusche, auf der Küchentheke, im Taxi, auf Ihrem Fernseher, ja auf dem Schreibtisch Ihres Chefs ausbreiten (ohne dass irgendjemand etwas davon erfahren muss). Ich will Sie so weit kriegen, dass Sie Ihrem Partner all die kleinen schmutzigen Geheimnisse ins Ohr flüstern, die Sie noch niemandem anvertraut haben, um wieder dieses jugendliche Staunen zu erleben, das mit wirklich fantastischem Sex einhergeht.

»Jenes angeblich körperliche Vergnügen«

Die französische Schriftstellerin Colette wusste, dass wir unser Liebesleben stark unterschätzen, wenn wir es als etwas überwiegend Körperliches abtun. Auf diese Weise übersehen wir all die anderen individuellen und gesellschaftlichen Faktoren – angefangen bei den psychologischen bis hin zu den ästhetischen –, die unser Verlangen beeinflussen und bestimmen. Dabei sind ausgerechnet sie es, die Sex so einzigartig machen und ihm eine nachhaltige Bedeutung verleihen. Um unsere sexuelle Identität in den Alltag zu integrieren, müssen wir den Sex aus dem Schlafzimmer holen. Aber es gibt noch andere Methoden, unser Verlangen immer wieder neu zu entfachen. Indem wir unsere sexuellen Fantasien gemeinsam mit dem Partner erkunden – sei es nur mit Worten, sei es mit Taten –, sorgen wir dafür, dass unser Liebesleben genauso dynamisch, unvorhersehbar und ausbaufähig wird wie wir selbst, und schaffen damit ein unendliches Spektrum von Möglichkeiten, uns gegenseitig zu entdecken, uns Lust zu bereiten und einander nahezukommen. Indem wir den eigentlichen Ursprung von Sex nicht mehr nur in den körperlichen Ursachen für Erregung und Orgasmus suchen, lindern wir gleichzeitig männliche Versagensängste und helfen unseren Partnern dabei, sich wirklich zu entspannen und abwechslungsreichere, sinnlichere, außerkörperliche Erfahrungen zu machen. Als Hommage an die große Schriftstellerin Colette habe ich folgende Zeilen gedichtet:

So viel Genuss kann vor uns liegen,
wenn wir uns erst wie Tiger lieben!

Ich habe einen Traum

Jenny, eine 32 Jahre alte Investmentbankerin, sagte mir einmal: »Ich habe ein sehr kreatives Liebesleben, und das verdanke ich alles Martin Luther King. Ohne Witz: Ich wurde immer ziemlich nervös, wenn ich mit meinem Freund Bill über Sex oder Sexfantasien reden sollte. Da er in dieser Beziehung auch eher schüchtern ist, redeten wir nie groß darüber. Wir sind in sexueller Hinsicht eher introvertiert. Trotzdem gab es vieles, was ich gern mit ihm probiert hätte, und ich wusste, dass wir unser sexuelles Potenzial bei Weitem nicht ausschöpften.

Als ich eines Tages wegen des Martin Luther King Day zu Hause war und mir seine berühmte historische Rede im Fernsehen ansah, ging mir sein ›Ich-habe-einen-Traum‹-Mantra einfach nicht mehr aus dem Kopf. Am nächsten Morgen sagte ich schüchtern zu Bill: ›Ich hatte einen Traum.‹ Da er mir nicht richtig zuhörte, sagte ich erneut: ›Ich hatte einen Traum – einen erotischen Traum.‹ In diesem Moment wurde Bill neugierig und meinte: ›Ach ja?‹ Da erfand ich diese Fantasie, dass ich ihm dabei zusehe, wie er Sex mit einer anderen Frau hat.

Als ich ihm die Szene schilderte, war ich anfangs noch sehr nervös, aber da ich ja angeblich nur den Inhalt eines Traumes wiedergab, fiel mir das Ganze leichter als gedacht. Wir können schließlich nichts für unsere Träume, zumindest nicht bewusst! Wie dem auch sei, die Sache törnte uns beide richtig an, und er hörte gar nicht mehr auf nachzufragen. Er rief mich sogar mehrfach aus der Arbeit an, und ich traute mich, immer unverblümter zu werden.

Natürlich war es nur noch eine Frage der Zeit, bis er wissen wollte, ob ich mir denn *tatsächlich* wünschte, ihm beim Sex mit einer anderen zuzusehen. Ich dachte einen Moment lang nach und sagte Nein. Das Ganze sei nur ein verrückter Sextraum gewesen, den ich mit ihm teilen wollte, und dabei beließen wir es auch.

Aber es gibt andere Dinge, die ich tatsächlich ausprobieren möchte, und meine ›erotischen Träume‹ wurden zu unserer Methode, das Eis zu brechen. Und irgendwann fing auch Bill an, eigene ›erotische Träume‹ zu haben.«

Ich finde Jennys »Ich habe einen Traum«-Methode, die sie benutzt, um ihre Sexfantasien zu teilen, einfach großartig, weil sie ihr die Möglichkeit bietet, ihre geheimsten Wünsche und Fantasien auszusprechen, ohne sich deshalb angreifbar zu machen. Selbst wenn Jenny und Bill die Träume gar nicht ausleben, was überwiegend der Fall ist, lieben sie es, vor und nach einer sexuellen Begegnung darüber zu reden. Und das führt unweigerlich zu fantastischem Sex. Jennys Angewohnheit, gleich nach dem Aufwachen von ihren erotischen Träumen zu berichten, bewirkt, dass beide den ganzen Tag lang Zeit haben, darüber nachzudenken, und schafft eine große sexuelle Vorfreude.

Wenn es sich um etwas Neues handelt, das Jenny tatsächlich mit Bill ausprobieren will, sind ihre Träume eine hervorragende Möglichkeit, den Ball ins Rollen zu bringen. Jenny hatte beispielsweise Interesse daran, es zum ersten Mal mit Analsex zu versuchen. Aber da sie nicht wusste, ob Bill diese Neugier mit ihr teilte, erfand sie zunächst einmal einen erotischen Traum zu diesem Thema. Als Bill nachhakte, ob sie das tatsächlich ausprobieren wolle, sagte sie Ja. Und sie begannen, dieses Neuland gemeinsam zu erkunden.

Jenny konnte definitiv eine Verbesserung von Bills Libido feststellen, und sein neu entdecktes Verlangen hat zweifellos etwas mit dem Sinn für Erregung zu tun, den er jetzt wieder ganz allgemein gegenüber Jenny entwickelt hat. Indem sie ihre Träume mit ihm geteilt hat, wurde Jenny unberechenbar, frech, abenteuerlustig, begehrlich, ja sogar ein wenig gefährlich. Kurz gesagt, Jenny wurde zu der Frau, wenn nicht sogar zu der Tigerin auf der schwankenden Brücke.

Darüber hinaus ist die »Ich habe einen erotischen Traum«-Technik auch noch eine großartige Methode, über sexuelle Probleme zu reden, die die Beziehung belasten. Eine Frau, die ich therapierte, war beispielsweise höchst frustriert über die mehr als ungenügenden Fähigkeiten ihres Mannes beim Oralsex. Wie viele Männer war er viel zu grob und ungeduldig. Sie wusste nicht, wie sie das Thema ansprechen sollte, ohne seine Gefühle zu verletzen oder eine ablehnende Reaktion zu provozieren, und so schlug ich ihr vor, ihren Wunsch nach Veränderung in eine positive Sexfantasie zu hüllen. Sie erzählte ihrem Mann, sie hätte einen erotischen Traum gehabt, in dem er sie zärtlich überall geküsst und sie dann langsam mit dem Mund bis zum Orgasmus gebracht hätte. Er fragte nicht mal, ob sie das auch gern in die Tat umsetzen wolle – er machte es einfach. Und das war wirklich ein Happy End!

Die ganze Welt ist eine Bühne

»In a car, at a bar, in a store, by the door...« – klingt schwer nach Dr. Seuss, dem berühmten US-Kinderbuchautor und -illustrator. Doch mit ein bisschen Fantasie gibt es unendlich viele Orte, an denen wir unsere schmutzigen Spielchen spielen können. Also packen Sie Ihre Zahnbürste, Ihren Fotoapparat und Ihren Lieblings-Spitzentanga ein, denn wir brechen zu einem Ausflug in den großen sexuellen Vergnügungspark auf: Endstation Sehnsucht.

Sagen wir mal so: Für die meisten Männer stellt eine kleine Portion Exhibitionismus – also ein sexuell anzügliches Verhalten in der Öffentlich- oder Halböffentlichkeit, wo man stets riskiert, erwischt oder beobachtet zu werden – eine Art sexuellen Adrenalinstoß dar. Was Sie jedoch nicht mit richtigem Sex in der Öffentlichkeit verwechseln sollten, der unangenehme juristische Konsequenzen haben kann. Bei der verspielten Form von Exhibitionismus, die ich meine, geht es darum, das meiste aus ein paar erotischen Situationen herauszuholen, die Fantasie anzuregen und den Puls zu beschleunigen. Im Folgenden finden Sie ein paar interessante öffentliche Situationen, die später, im Privaten, zu großartigem Sex führen können.

In der Umkleidekabine Jeff, 29: »Ich habe es immer gehasst, shoppen zu gehen, bis ich Tammy kennenlernte. Sie nutzt jede Umkleidekabine für eine persönliche Peepshow. Sie ist die reinste Exhibitionistin! Sie verschwindet in der Kabine, um irgendetwas anzuprobieren, und bittet mich dann, hereinzukommen und ihr zu helfen. Manchmal hat die Umkleidekabine eine Tür, aber meist gibt es da nur einen dünnen Vorhang, der sich oft gar nicht ganz zuziehen lässt. Und Tammy macht ihre Einkaufsbummel vor allem am Wochenende, wenn jede Menge Menschen vor den Kabinen warten. Sie bittet mich herein und ist dann meist nur halb bekleidet, trägt bloß Unterwäsche oder zieht sich gerade irgendetwas aus. (Einmal war sie splitterfasernackt, und ich bin mir sicher, dass man das von außen sehen konnte.) Aber das ist ihr egal, das stachelt sie höchstens noch an und erregt mich sehr. Manchmal vergreift sie sich spielerisch an meiner Hose, aber ich lasse sie nicht gewähren. Ich genieße das Gefühl, dass sie es kaum erwarten kann, mich ins Bett zu bekommen. Das macht uns beide dermaßen heiß, dass wir anschließend oft gleich ein Taxi nach Hause nehmen und sofort übereinander herfallen.«

Im Restaurant Sharon, 36: »Peter ist Vertreter für eine Technologiefirma, sodass wir häufig mit seinen Kunden und deren Frauen zum Essen gehen müssen. Früher habe ich mich bei diesen Anlässen immer schnell gelangweilt. Aber dann fiel mir ein, wie ich sie wesentlich interessanter und kürzer gestalten kann. Es gefällt mir, meine Hand unter dem Tisch in Peters Schritt zu legen und seinen Schwanz sanft zu massieren. Dann flüstere ich ihm eine wirklich schmutzige Bemerkung ins Ohr, erzähle ihm, was ich erst alles mit ihm machen werde, wenn wir endlich zu Hause sind. Ein paarmal habe ich ihm gesagt, dass ich jetzt unbedingt auf die Toilette müsse, um mich selbst zu befriedigen, anders könne ich diese ungeheure sexuelle Spannung nicht loswerden. Danach kehrte ich zurück und fuhr mit meinen Fingern wiederholt über seine Lippen, damit er meine Lust schmecken und riechen konnte. Das sorgt in der Regel dafür, dass diese Abendessen schneller zu Ende gehen.«

Vor seinen Freunden Chloe, 26: »Jake lädt seine Jungs immer am Sonntagnachmittag zum American-Football-Gucken ein. Dann trage ich immer etwas Lässiges, das trotzdem sexy ist – zum Beispiel ein Tanktop und eine abgeschnittene Jeans. Seine Freunde mustern mich jedes Mal ganz genau, und ich weiß, wie sehr ihn der Gedanke anmacht, dass seine Freunde mich heiß finden. Ich achte darauf, ihn oft zu küssen, und schmiege mich an ihn. Ich glaube, in Gegenwart seiner Freunde so sehr begehrt zu werden, gibt ihm auch ein gewisses Überlegenheitsgefühl.«

Im Taxi Sara, 31: »Kommen Sie – gibt es etwas Schöneres auf der Welt, als auf der Rückbank eines Taxis herumzufummeln? Irgendwas in den Augen des Taxifahrers im Rückspiegel macht uns unglaublich an. Ich liebe es, in Taxis herumzuknutschen oder den Reißverschluss meines Freundes zu öffnen und meine Hand in seine Hose zu stecken. Manchmal schiebe ich den Rock hoch, schließe die Augen und lasse zu, dass er mich berührt. Einmal habe ich auf der Toilette meinen Slip ausgezogen, bevor ich ins Taxi gestiegen bin, und ihn Jake gegeben. Das hat ihn total verrückt gemacht. Ich weiß sehr wohl, dass der Taxifahrer bestimmt auch was gesehen hat – aber gehört das nicht zu den Vorzügen seines Berufs?«

Ein Mantel und nichts drunter Leslie, 34: »Letztes Jahr habe ich diesen alten Pelzmantel plus Filzhut in einem Secondhandladen im East Village erstanden. Immer wenn ich beides trage, komme ich mir vor wie ein Backfisch aus den 1920er-Jahren und würde am liebsten auf dem Tisch tanzen. Der Mantel geht knapp bis übers Knie, und wenn ich ihn trage, fühle ich mich immer unheimlich sexy und verwegen, was einiges heißen will, denn normalerweise bin ich nicht besonders selbstbewusst, was meinen Körper angeht. Ich bin eher der Typ, der beim Sex gern das Licht ausmacht, früher zumindest. Doch eines Nachts ging ich mit meinem Freund noch gegen Mitternacht zum Einkaufen in den Supermarkt, und ich trug heimlich nichts als den Mantel und den Hut. Und spitze Pumps natürlich. Als ich plötzlich vor den Regalen mit den Frühstücksflocken den Mantel öffnete, war er völlig schockiert, aber auch erregt. Während ich den Einkaufswagen vor mir herschob, hob ich immer wieder den Mantel, um ihm dies und das zu zeigen, und er konnte seine Hände gar nicht mehr von mir lassen. Wir sind nach Hause und haben uns gleich auf dem Fußboden geliebt. Das Licht blieb selbstverständlich an, und ich behielt den Mantel die ganze Zeit über an. Das war definitiv der beste Sex, den wir jemals hatten … bis ich ein paar Wochen später diesen roten Regenmantel mit Kapuze und die gelben Gummistiefel entdeckte.«

Bei hochgezogenen Rollos Ken, 42: »Wir leben in einem Brownstone-Gebäude mit Blick auf den Hinterhof – genau wie in Hitchcocks *Das Fenster zum Hof.* Jeder kann einem in die Wohnung schauen. Manchmal läuft Candace nackt herum, nachdem sie aus der Dusche kommt, und ich weiß, dass man direkt in unser Schlafzimmer sehen kann. Ich sage ihr immer, dass die Leute sie beobachten, doch anstatt das Rollo runterzulassen, zuckt sie nur mit den Achseln und sagt, das sei ihr egal. Einmal hat sie mich aufs Bett gedrückt und ist auf mich draufgeklettert. Ich sagte ihr, ich wüsste, dass uns jemand zusähe, aber das ließ sie nur noch wilder und leidenschaftlicher werden. Und wissen Sie was? Wie sich herausstellte, bin ich auch ein großer Fan von Sex bei hochgezogenen Rollos!«

Heimlich Howard, 30: »Das klingt jetzt bestimmt komisch, aber wo ich mit am liebsten Sex mit meiner Frau habe, ist bei meinen Schwiegereltern. Wir schlafen in ihrem alten Kinderzimmer, das direkt neben dem ihrer Eltern liegt, also müssen wir superleise sein. Sobald das Bett auch nur einmal quietscht oder ich stöhne, legt meine Frau ihre Hand über meinen Mund und flüstert: ›Psssst!‹ Manchmal muss ich lachen, und dann hält sie mir den Mund zu, und wir erregen uns unter hysterischem Gelächter. Der Zwang, leise zu sein, macht Sex superheiß. Wir fühlen uns dann wieder wie zwei rebellische Teenager, wo sich der Junge heimlich in ihr Bett stehlen muss und die Lichter aus zu sein haben.«

Mission possible – Heiße Unterwäsche Pam, 35: »Das Büro meines Mannes liegt gleich um die Ecke von der Dessouskette *Victoria's Secret*. Manchmal rufe ich ihn kurz vor der Mittagspause an und bitte ihn, mir etwas ganz Besonderes für später mitzubringen. Wenn er dann nach Hause kommt, kann ich es kaum erwarten, die Schachtel zu öffnen. Es ist immer irgendwas Supererotisches, wie ein Netzhöschen oder ein Stringtanga aus Spitze. Und ich glaube, es macht ihn ganz besonders an, dass er es selbst ausgesucht hat. Er kann es kaum erwarten, dass ich das Teil anprobiere, und glauben Sie mir – es dauert nicht lange, bis er es mir wieder vom Leib reißt.«

Ich finde, Pam bekommt 100 Punkte, weil Männer 1. heiße Dessous lieben und nie genug davon bekommen können (muss ich noch ausführlicher werden?) und 2. gerne Aufträge ausführen. Indem Sie Ihren Partner allein auf eine Dessous-Mission schicken, erregen Sie ihn nicht nur dadurch, dass er sich all die schönen Dinge ansehen und sich vorstellen kann, wie Sie sie tragen, sondern sorgen auch für eine gehörige sexuelle Vorfreude, da es noch etwas dauert, bis er zum Höhepunkt kommen kann.

Mission possible – Sexspielzeug Janice, 32: »Mein Mann und ich haben uns noch nie für Sexspielzeug interessiert, bis ich auf der Junggesellinnen-Abschiedsparty einer Freundin einen Geschenkgutschein von www.vibrations.com gewann. Damals dachte ich noch nicht groß darüber nach, aber als ich den Gutschein meinem Mann zeigte, wurde er richtig neugierig. Er fragte mich, was ich wollte, aber mir war die Sache eigentlich bloß peinlich. Deshalb bat ich ihn, online zu gehen und mir etwas auszusuchen – egal was. ›Egal was?‹, fragte er mich. ›Klar‹, sagte ich, ›ich vertraue dir. Alles, was dich anmacht.‹ Als ich ihn gegen Ende der Woche fragte, was er bestellt hätte, sagte er, das sei eine Überraschung. Um ehrlich zu sein, war ich mehr als nur ein wenig nervös. Ich meine, ich bin nicht gerade besonders experimentierfreudig in puncto Sex. Was, wenn es Peitschen oder Ketten waren? Oder irgendein verrückter meterlanger Dildo? Als das Paket endlich ankam, war ich aufgeregter als eine Sechsjährige am Weihnachtsmorgen. Ich hatte keine Ahnung, was mich erwartete. Aber der Gedanke, ganz zu seiner sexuellen Verfügung zu stehen und anzunehmen, was auch immer er bestellt hatte, erregte mich. Und, sind Sie schon neugierig, was in dem Paket war? Ich werde es Ihnen nicht verraten und sage nur so viel: Wir haben dieses Produkt und noch viele weitere ausgiebig genossen. Jetzt wechseln wir uns darin ab, uns gegenseitig zu überraschen. Erinnern Sie sich noch, dass ich sagte, auf sexuellem Gebiet nicht sehr experimentierfreudig zu sein? Nun, ich denke, das hängt ganz davon ab, was man unter experimentierfreudig versteht.«

Indem sich Janice und ihr Mann erlauben, Ihre jeweiligen Fantasien zu erkunden, hat sich eine ganz neue Welt voller lustvoller Begegnungen für sie aufgetan! Manchmal kann eine kleine schlüpfrige Überraschung der Auftakt für ein wesentlich großzügigeres Geben und Nehmen sein, jeden Tag.

Gemeinsam Pornos aussuchen und anschauen Nicole, 31: »Es hat mich immer sehr gestört, dass meine Freunde Pornos lieben, da ich seit dem College stets der Meinung war, dass Pornos nur was für unreife, fette Jungs sind. Doch als ich eines Abends mit meinem Freund in unseren Videoladen ging, fanden wir uns plötzlich in der Pornoabteilung wieder. Er warf mir diesen ›Na, was meinst du?‹-Blick zu, und aus einer Laune heraus sagte ich: ›Klar, suchen wir was aus.‹ Wir griffen nach mehreren lustig klingenden Titeln – ein Film hieß *Hannah Does Her Sisters* –, und ich muss gestehen, dass es mir richtig Spaß machte, all diese Titel mit meinem Freund durchzugehen. Außerdem fühlte ich mich auf diese Weise nicht mehr so außen vor gelassen. Und wie sich herausstellte, machte es mir sogar Spaß, den Film anzusehen. Das Video war wirklich geschmacklos, und wir mussten beide darüber lachen. Aber es war auch ziemlich scharf, und mein Freund fand es definitiv erregend, dass es mich erregte. Der Abend endete damit, dass wir ein paar von den Stellungen ausprobierten, die wir im Film gesehen hatten – nur so aus Spaß.«

Mit dem Pornofilm hat Nicole den Nagel auf den Kopf getroffen. Das gemeinsame Ansehen von Pornos macht aus dem männlichen, autoerotischen Interesse an Erwachsenenfilmen nicht nur eine gemeinsame Erfahrung, sondern ist auch eine ausgezeichnete Methode, mit dem Partner entspannt über die eigene Sexualität reden zu können. Und wenn man erst mal so was wie *Deep throat* gesehen hat, kann man so gut wie über alles reden! Trotzdem, meine Damen: Achten Sie darauf, Ihre Vorbehalte und Ängste von vornherein klar zu äußern, damit die Sache für beide Seiten zu einem lustvollen Abenteuer wird, anstatt dass sie nur als befriedigendes Hilfsmittel dient. Wenn Sie beispielsweise Angst haben, er könnte sie zugunsten der Frau im Film vernachlässigen, oder sich vorstellen können, dass Sie Ihre sexuelle Erkundungsreise irgendwann lieber ohne visuelle Unterstützung fortsetzen möchten, sollten Sie diese Dinge schon im Vorfeld ansprechen. Vergessen Sie nie, dass das eigentlich bloß ein Vorwand sein soll, die Fantasien des Partners kennen zu lernen. Nur so werden Sie, lange nachdem der Film zu Ende ist, immer noch ein Gefühl starker Zusammengehörigkeit empfinden.

Einen eigenen Pornofilm planen, aber nicht zwingend drehen
Kim, 34: »Ich gehöre schon seit jeher zu den Frauen, die sich gern sexuell stimulieren lassen und sich schnell langweilen. Ich habe keinerlei Probleme mit Sexspielzeug und liebe es, Pornos anzuschauen – sowohl mit meinem Mann als auch allein. Es macht mir auch nichts aus, Verantwortung für meine Sexualität zu übernehmen, trotzdem wollte ich mit meinem Freund immer schon gern etwas drastischer werden. Ich wünschte mir Rollenspiele und wollte mit den Themen Dominanz und Unterwerfung experimentieren, schaffte es aber nicht, meinen Mann dazu zu bewegen. Also drückte ich eines Tages, als wir uns gerade einen Porno ansahen, die Stopp-Taste und sagte, dass wir das doch viel besser könnten. Damit hatte ich ihn gleich neugierig gemacht. Er kaufte eine gebrauchte Videokamera bei Ebay, da ich nichts Digitales wollte, was irgendwie ins Internet gelangen kann, und wir planten eine ganze Szene. Eine ganz heiße Kidnapper/Geisel-Szene, in der er mich entführt, fesselt und mich zu seiner Sexsklavin macht. Doch als er schläft, kann ich mich befreien, fessle ihn und übe sexuelle Rache. Darf ich ehrlich sein? Den Film zu planen war wirklich heiß. Wir haben sogar extra Requisiten und Klamotten für mich gekauft. Ich wollte eine zimperliche, reiche Erbin spielen. Ich war richtig erregt. Mir gefiel die Idee, ihn zu fesseln und Dinge mit ihm zu

machen, die wir noch nie ausprobiert hatten. Doch als es dann schließlich darum ging, zu drehen, wurde ich nervös. Also beschlossen wir, das Ganze erst einmal zu proben, ohne es aufzunehmen. Wir haben seitdem schon mehrere Filme ›gedreht‹, ohne sie allerdings jemals aufzunehmen. Für mich ist die Planungsphase das Beste, und natürlich vor allem das Proben und Entwickeln spannender Sexszenen.«

Wie schon der »erotische Traum« ist auch das Drehen eines eigenen Pornofilms eine aufregende Methode, die eigenen Fantasien ungehemmt zu erkunden. Denn wenn Sie beispielsweise einen Kidnapper/Geisel-Film drehen, erkunden Sie die Thematik spielerisch, ohne darauf eingehen zu müssen, ob Sie wirklich Dominanz- bzw. Unterwerfungsfantasien haben. Ihre eigene Identität bzw. deren Bewertung durch den Partner werden nicht thematisiert. Wie Kim bereits sagte: Die Vorbereitung macht im Grunde am meisten Spaß. Manche Paare genießen es wirklich, Sexfilme zu drehen. Aber wenn Sie sich dabei unwohl oder unter Druck gesetzt fühlen, sollten Sie es lieber lassen. Eine Kostümprobe (bzw. eine Evakostümprobe) kann mindestens ebenso aufregend sein!

Webcam Lila, 27: »Ich habe meinen Freund zweimal dabei ertappt, wie er sich Pornos runtergeladen hat. Das hat mich unglaublich wütend gemacht, zumal ich mit unserem Liebesleben eigentlich sehr zufrieden bin. Wir sind sehr offen und zärtlich zueinander, und es bedrückte mich, dass er so was wie Pornos überhaupt nötig hatte. Dann habe ich mir einen neuen Mac gekauft und bekam diese E-Mail von Apple, wie einfach es doch sei, eine Webcam zu installieren. Das brachte mich auf eine Idee: Ich beschloss, einen eigenen Internetporno für meinen Verlobten zu drehen. Ich installierte Kamera und Webpage in unserem Schlafzimmer, rief ihn in der Arbeit an und bat ihn, seine Website zu checken. Er surfte dorthin und ich hatte ehrlich gesagt ziemliches Herzklopfen. Ich kam mit nur einem Handtuch vor dem Körper aus dem Bad, so als ob ich gerade geduscht hätte, setzte mich auf die Bettkante und tat so, als würde ich mich abtrocknen. Dann zog ich mir ein Höschen und eines von seinen Pyjamaoberteilen an und ging ins Bett. Ich sah nicht einmal in die Kamera, sondern tat so, als ginge ich einfach meinem Alltag nach, zu dem allerdings die Benutzung eines Vibrators gehörte. Ich hatte so etwas noch nie zuvor getan, und es war einfach fantastisch. Nachdem ich gekommen war, bat er mich, mich nicht von der Stelle zu rühren, er sei bereits auf dem Heimweg. Später gestand er mir, dass ihn noch nie etwas derart angemacht hätte, wie mir dabei zuzusehen, und ich musste ihm versprechen, das noch öfter zu tun.«

Ein Kompliment an Lila dafür, dass sie die neuesten Technologien benutzt, um die Internet-Pornostars mit ihren eigenen Mitteln zu schlagen! Dabei hat Lila gleich noch etwas anderes entdeckt, nämlich das erregende Gefühl, das einem Exhibitionismus und Voyeurismus, Dominanz und Unterwerfung verschaffen können. Zwischen diesen vier Polen gibt es unendlich viele Möglichkeiten für kreativen Sex.

Handy-Fotos Hank, 36: »Julie benutzt ständig mein Handy, um Fotos damit zu machen – meistens von uns und Freunden. Aber als ich eines Tages im Büro war, rief sie mich an und bat mich, die neuesten Fotos anzusehen. Ich war gerade mitten in einer Besprechung, beschloss aber, einen kurzen Blick darauf zu werfen. Meine Güte, ich konnte kaum glauben, was ich da sah! Ich war vollkommen platt: ein ganzer Striptease. Keine Ahnung, was da in sie gefahren war, aber es war fantastisch. Sie bat mich, die Fotos zu löschen, und ich sagte, nur unter der Bedingung, dass sie mir noch mehr davon schickte. Ich liebe ihre Fotos, weil sie sie aus wirklich lustigen Perspektiven aufnimmt. Außerdem lacht sie ständig darauf oder schneidet Grimassen… Die Fotos zeigen ihre Schönheit, Verwegenheit und Schüchternheit, für die ich sie so sehr liebe, und bewirken, dass ich sie nur noch mehr begehre. Wenn ich manchmal im Büro sitze und total gestresst bin, muss ich mir nur diese Fotos von meiner kleinen Stripperin ansehen, und schon bin ich der glücklichste Kerl auf der ganzen Welt!«

Noch eine erfolgreiche Methode, sich die Technologie zunutze zu machen! Hanks Tigerin hat ihn erregt, indem sie ein Überraschungselement in ihr gemeinsames Liebesleben brachte und den Sex vom Schlafzimmer ins Büro verlegte. Auf diese Weise schuf sie völlig neue Rahmenbedingungen für das Verlangen.

Chatroom-Fantasien Amy, 24: »Ich habe mir den Film *Hautnah* mit Julia Roberts angesehen. Darin gibt es eine Chatroom-Szene zwischen Jude Law und Clive Owen, in der Jude vorgibt, eine Frau zu sein. Ich fand das äußerst lustig und schlug meinem Freund Brian vor, das auch mal auszuprobieren – ich muss wohl nicht erwähnen, dass wir auch ansonsten echte Scherzkekse sind. Wie dem auch sei, wir meldeten uns in einigen Chatrooms an und begannen, diese Internetidentitäten ins Leben zu rufen, wie die wilde Blondine, den Cowboy Marcos, King Cream, die African Queen und viele mehr. Im Grunde ist das alles bloß Blödsinn, aber wir amüsieren uns. Außerdem erregt es uns, unsere Alter Egos so richtig verrücktspielen zu lassen. Wir geben nur Text ein, aber es gibt auch Chatrooms, wo man eine Webcam installieren und sich beim Sex filmen kann. Wir wissen noch nicht recht, ob wir so weit gehen wollen, aber wir überlegen gerade, ob wir Cowboy Marcos und der wilden Blondine ein Filmdebüt gönnen und eine Art digitalen Partnertausch vornehmen sollen.«

Hut ab, dass Amy und ihr Freund diese Technologie nutzen, um sich wieder näherzukommen, anstatt sich dadurch voneinander entfremden zu lassen. Das Beste daran ist gar nicht mal die sexuelle Stimulation, sondern der Spaß, den sie dabei haben. Außerdem haben sie so eine Möglichkeit, ihre Fantasien auf eine gefahrlose Art und Weise zu erkunden.

Erotische Hausarbeiten Steve, 37: »Lisa will immer, dass ich mit dem Abwasch bis nach dem Abendessen warte. Ich fang schon immer vorher halbherzig an, das Geschirr zu spülen, damit ich es so schnell wie möglich hinter mich bringe, oft sogar schon, während sie noch isst. Ich versuche ihr beizubringen, dass viele Frauen froh sein würden, einen Mann zu haben, der das Geschirr spülen will, aber Lisa ist da anderer Meinung. Außerdem macht es mich wahnsinnig, wenn sie anschließend kontrolliert, ob die

Teller wirklich sauber sind. Dann kündigte sie mir eines Tages an, sie würde mir eine Lektion in puncto Geschirrspülen erteilen wollen. Ich entgegnete, nur unter einer Bedingung, nämlich wenn sie dabei nur Stringtanga, BH und High Heels tragen würde. Ich kann Ihnen sagen, dass ich ein wirklich äußerst gelehriger Schüler war. Ich hörte zu. Ich schrubbte. Ich wartete. Ich ließ ihr richtig schön Zeit und erledigte die Arbeit genau nach Wunsch. Ich muss zugeben, dass ich um weitere Lektionen gebeten habe – damit ich auch ja nichts falsch mache!«

Paare verbringen viel zu viel Zeit damit, sich über Haushaltspflichten zu streiten, anstatt für etwas mehr Erotik und Spaß im Alltag zu sorgen. Vom Abwasch über das Müllraustragen (nur im Trenchcoat?) bis hin zum Autowaschen (hey, nichts ist so erotisch wie viel Schaum und ein Schlauch, von der obligatorischen Wachspolitur ganz zu schweigen, damit der Motor wieder auf Hochtouren läuft und die Haube auf Hochglanz gebracht wird!) – erotisches Potenzial gibt es überall! Ich kann Ihnen gar nicht sagen, wie viele Frauen sich darüber beschweren, dass ihre Männer zu den unmöglichsten Zeiten Sex haben wollen. »Zum Beispiel, wenn ich gerade bügle, staubsauge und völlig daneben aussehe!« Doch manchmal denken sie nur, dass sie daneben aussehen, obwohl sie die Männer richtig anmachen. Machen Sie was draus! Sie werden staunen, wie gern wir dann helfend Hand (und Zunge) anlegen!

Sich gegenseitig eine Intimrasur verpassen Cheryl, 28: »Eines Tages war ich gerade im Bad und rasierte mir die Beine, als mich mein Freund Carl bat, ob er sie für mich rasieren könne.

Er ging ganz sanft und zärtlich dabei vor, sah mich an und fragte, ob er noch mehr rasieren dürfe. Ich sagte: ›Klar, wenn ich dich auch rasieren darf.‹ Das war der Beginn eines wirklich schönen, erregenden Rituals. Wir rasieren uns dabei nicht richtig, weil das zu stachlig wird und ich das lieber mit Wachs entferne, dafür trimmen wir unsere Schamhaare ein wenig mit einer kleinen Nagelschere. Das macht uns beide unheimlich an. Carl findet es total heiß, mir dabei so nahe zu kommen und mich sorgfältig zu trimmen. Ich sitze dabei auf einer Stuhlkante, während er dabei gern auf die Knie geht und mich mit den Fingern liebkost. Dann steht er auf, und ich revanchiere mich. Ich werde ganz verrückt, wenn ich ihn trimme, und er wird unter meinen Händen immer härter. Normalerweise springen wir gleich danach unter die Dusche, wo wir echt heißen Sex haben.«

Das klingt ja richtig spannend! Die Intimrasur oder das Trimmen von Haaren im Schambereich kann eine sehr erregende, intime Erfahrung sein. Sie erfordert Vertrauen und Geduld. Waschen, Trocknen, Einseifen und Rasieren sind alles sehr persönliche, intime und zugleich fürsorgliche Handlungen, die sich ideal für eine sexuelle Begegnung eignen. Warum soll Körperpflege nicht auch ihre schmutzigen Seiten haben?

Das Aktmodell Cheryl, 30: »Mein Verlobter ist Maler, und seit Kurzem stehe ich ihm nackt Modell. Er hat eine Reihe schöner Kohlezeichnungen von mir gemacht, und das hat für eine starke erotische Bindung zwischen uns gesorgt. Ich habe ihm sogar erlaubt, eine davon aufzuhängen, und es erregt mich, dass die

Leute wissen, dass ich das bin. Er meinte, ich sei ein so gutes Aktmodell, dass ich doch auch in dem Kunstkurs, den er mittwochabends immer besucht, posieren sollte. Er sagte das mit einem so anzüglichen Blick, dass ich fragte, ob ihn das anmachen würde, wenn alle Augen auf mich gerichtet wären. Er bejahte meine Frage, also dachte ich: Warum eigentlich nicht? Außerdem stellte ich es mir selbst auch sehr erregend vor. Auch wenn man noch nie vor einer Gruppe von 20 wildfremden Menschen posiert hat, sollte man es zumindest mal versuchen. Ich habe mich noch nie so sehr vor etwas gefürchtet, gleichzeitig war es unheimlich aufregend. Simon verriet niemandem, dass er mich kannte, und so teilten nur wir dieses schmutzige kleine Geheimnis.«

Rollenspiele Sue, 30: »Ich habe einmal so getan, als müsse ich noch in den Haushaltswarenladen. Ich trug ein äußerst kurzes, enges schwarzes Kleid mit nichts drunter, betrat das Geschäft und fragte nach einem Massageduschkopf. Natürlich überschlugen sich die männlichen Verkäufer schier darin, mir ihre Hilfe anzubieten, und wollten wissen, welche Art von Stimulation ich mir denn vorstellte. Dann kam plötzlich mein Freund herein und bot mir ebenfalls seine Hilfe an. Ich tat so, als würde ich ihn nicht kennen. Er kam einfach zu mir und beriet mich. Nachdem ich bezahlt hatte, ging ich vor ihm aus dem Laden. Er erzählte den Verkäufern, dass er zu mir nach Hause ginge, um ihn zu installieren. Sie wünschten ihm viel Glück, was ihn noch mehr erregte. Dann kam er zu mir, und wir brachten den Massageduschkopf an, wobei ich ihm genau zeigte, wie ich ihn benutzen wollte. Die ganze Zeit über taten wir immer noch so, als ob wir uns gerade erst kennengelernt hätten. Wir verhielten uns anders als sonst, wie zwei völlig Fremde. Und ich fühlte mich wie eine Schlampe, weil ich jemanden mit nach Hause genommen hatte, dem ich gerade erst begegnet war, was mich wirklich heiß machte.«

Eine nette Variante des »Fremde in der Bar«-Klassikers, bei dem man vorgibt, Single zu sein, und sich vom eigenen Freund aufreißen lässt – sehr zum Verdruss der anderen Männer, die genau dasselbe versuchen. Jeder Einkauf kann eine erotische Komponente haben, und kein Einkauf wird wieder sein wie zuvor.

Eine Reise um die Welt in 80 Betten Adena, 32: »Dan und ich haben nicht wirklich eine Reise um die Welt in 80 Betten unternommen, aber genau das ist unser Ziel, bevor wir Kinder kriegen. In unserem eigenen Bett können wir noch unser Leben lang schlafen – warum sollen wir es also jetzt nicht in so vielen Betten wie möglich miteinander treiben, solange wir noch die Möglichkeit dazu haben?«

Das ist eine Show, wie ich sie im Reisefernsehen bisher noch nicht gesehen habe. Es ist nun mal so, dass sich das Liebesleben durch nichts so beleben lässt wie durch Sex an einem neuen, ungewohnten Ort (mehr als durch Sex mit einem neuen Partner). Wer sagt denn, dass es überhaupt im Bett sein muss? Es gibt Strände, Parks, Berge, ganz zu schweigen von Küchentischen und anderen Horizonten, die noch erobert werden wollen.

Nur für ihn (oder auch nicht) Sue, 30: »Ich hatte mal einen Freund, der mir gern dabei zusah, wie ich mich in der Öffentlichkeit selbst befriedigte, zum Beispiel im Zug oder in einem Park. Er nahm dann an einem öffentlichen Ort wie einer Bücherei, einem Café oder sonst irgendwo genau gegenüber von mir Platz, und ich tat so, als sei er gar nicht da, und brachte mich zum Orgasmus – wohl wissend, dass er und vielleicht sogar andere mich dabei beobachten konnten. Kurz bevor ich kam, pflegte ich ihm immer direkt in die Augen zu sehen und zu lächeln.«

Für Männer ist es mit das Größte, Frauen beim Masturbieren zuzusehen. Und wenn sie es dann noch in der Öffentlichkeit tun, ist das fast schon wie ein Sechser im Lotto. Eine Bekannte benutzt dazu gerne diese winzigen, geräuschlosen, ferngesteuerten Vibratoren im Kino, wobei ihr Freund die Fernbedienung hält. Für sie besteht die Herausforderung darin, einen Orgasmus zu haben, während sie vorgibt, einfach nur den Film anzuschauen. Und für ihn, dem Geschehen auf der Leinwand überhaupt noch folgen zu können…

Fellatio während der Nachmittagsvorstellung Gina, 28: »Mein Freund und ich gehen gern unter der Woche in Filme, die schon seit einiger Zeit laufen, wohl wissend, dass wir im Kino ziemlich allein sein werden. Ich fange an, ihn zu berühren, und liebkose ihn langsam. Außerdem achte ich stets darauf, dass er eine Jacke oder so etwas mitnimmt, die ich über seinen Schoß werfe. Dann beuge ich mich vor und nehme ihn in den Mund. Wir müssen dabei beide sehr leise und langsam zu Werk gehen. Ich lasse ihn warten, bis eine wirklich laute Szene kommt und ich ihn zum Orgasmus bringe.«

Ach ja, der gute alte Exhibitionismus macht immer Vergnügen. Liebe am Nachmittag macht wesentlich mehr Spaß, wenn man es heimlich tut, während mehrere Dutzend Leute um einen herum sind.

Einen flotten Dreier planen (aber nicht unbedingt in die Tat umsetzen) Heidi: »Ich weiß, dass sich mein Freund Jon wünscht, mit mir und einer anderen Frau einen flotten Dreier zu haben, aber ich habe nicht wirklich Lust darauf. Trotzdem macht es Spaß, darüber zu reden. Wenn wir manchmal in einer Strandbar sitzen, sehen wir uns nach einer besonders erotischen Frau um. Wir tun dann so, als ob wir vorhätten, sie anzusprechen und auf einen flotten Dreier einzuladen. Jon liebt es, mir zuzuhören, wenn ich ihm erzähle, warum ich ausgerechnet sie dabeihaben will, sei es wegen ihrer Brüste, oder der Art, wie sie sich bewegt. Oder aber es ist dieser Blick in ihren Augen. Dann überlegen wir, was wir mit ihr tun würden. Ich muss zugeben, dass mich das wirklich scharf macht. Wer weiß, vielleicht werden wir es eines Tages wirklich tun. Doch bis es so weit ist, macht es einfach Spaß, sich das Ganze nur vorzustellen.«

Das ist eine tolle Methode, die Vorstellung eines flotten Dreiers auf sich wirken zu lassen: wenn man einfach ein unterhaltsames, aufregendes Spiel daraus macht, anstatt in dem Szenario eine Bedrohung oder einen Konflikt zu sehen. Damit lernt man, dass die beste Methode, mit unterschiedlichen Wünschen umzugehen, darin besteht, sie einander anzunähern!

Jetzt, wo er gehörig Herzklopfen hat und er kaum noch einen klaren Gedanken fassen kann, wird es höchste Zeit, ins Schlafzimmer zu gehen oder sonst irgendwohin, wo Sie gerne Sex haben, um darüber zu reden, wie Sie seine Erregung noch steigern oder aufrechterhalten können. Wie Sie vielleicht gemerkt haben, erfordern viele der erwähnten Vorspielszenarios eine körperliche Stimulation. Trotzdem ist diese im Vergleich zur psychologischen Komponente stets zweitrangig. Außerdem gilt: Dort, wo Sie mit Ihrem Sexabenteuer beginnen, muss es noch lange nicht zu Ende gehen.

Erobern Sie seinen Kopf

Jedes Mal, wenn ich einen Vortrag über die Unterschiede zwischen den Geschlechtern halte, provoziere ich meine Zuhörer, indem ich sage, Männer hätten *letzten Endes* ein größeres Interesse an Sex als Frauen.

Dem liegen folgende Überlegungen zugrunde: Weil Männer durch eine Kombination aus visueller und genitaler Stimulation anfänglich leichter erregbar sind als Frauen, für die emotionale und intellektuelle Komponenten eine wichtigere Rolle spielen, ist der Sexualakt für Männer die Möglichkeit schlechthin, Gefühle zu zeigen. Oder anders gesagt: Während für viele Frauen emotionale Nähe eine Voraussetzung für Sex darstellt, ist Sex für den Mann oft die beste, wenn nicht einzige Methode, Nähe zwischen sich und seiner Liebespartnerin herzustellen.

Doch nur, weil die männliche Sexualität in mancher Hinsicht schlichter gestrickt zu sein scheint als die weibliche, heißt das nicht, dass Sie sich *keine Mühe* geben müssen. Die männliche Sexualität ist eigentlich äußerst komplex und beruht, was ein länger anhaltendes Verlangen betrifft, ebenfalls stark auf nicht körperlichen Faktoren. Wenn Sie etwas gegen die sexuelle Langeweile unternehmen wollen, die entsteht, sobald die natürlichen Sexchemikalien nach der Verliebtheitsphase weniger werden, müssen Sie nicht nur herausfinden, was in seinem Kopf, sondern auch, was in seinem Herzen vor sich geht.

Damit will ich sagen, dass Männer in emotionaler Hinsicht meist längst nicht so weit entwickelt sind wie Frauen. Uns steht einfach keine so große Gefühlsbandbreite zur Verfügung. Wir fühlen uns nicht wohl dabei zu weinen, und es fällt uns schwer, offen Gefühle zu zeigen. Und darüber reden wir erst recht nicht gerne. Wenn Sie einen beliebigen Paartherapeuten fragen, wird er Ihnen sagen, dass es typischerweise immer die Frau ist, die auf eine Therapie drängt und als Erste sexuelle Themen anspricht. Frauen mögen es vielleicht nicht so gerne, wenn beim Sex das Licht anbleibt, aber wenn es darum geht, über Sex zu *reden*, sind sie uns um Lichtjahre voraus. Dass wir diesbezüglich eher maulfaul sind, liegt eben auch daran, dass nichts so sehr emotional aufgeladen ist wie das Thema Sexualität.

Trotzdem bleibt die Frage: Ist die Sexkluft zwischen den Geschlechtern angeboren oder erlernt? Wahrscheinlich beides. Gehirnaufnahmen von Männern und Frauen während der sexuellen Reaktion zeigen, dass bei Männern eine größere Aktivität in der *Insula* vorhanden ist, einem Gehirnbereich, in dem Gefühle registriert und körperliche Empfindungen bewertet werden. Rein neurologisch gesehen scheinen Männer die sexuelle eher mit einer gefühlsmäßigen Reaktion zu verbinden.

Dieser Sex-Liebe-Zusammenhang ist auch der Grund, warum Männer den Unterschied zwischen Liebe machen und »ficken« intuitiv verstehen. Männer müssen nicht verliebt sein, um Sex haben zu können, ebenso wenig müssen sie beim Sex notwendigerweise so etwas wie Liebe verspüren. Doch wenn sie

Sex mit einer langjährigen, geliebten Partnerin haben, drücken sie ihre Liebe hauptsächlich durch ihre Sexualität aus. In den letzten Jahren konnte ich beobachten, dass ...

- ... immer mehr Single-Männer, vor allem Männer ab 35, dazu neigen, den Geschlechtsverkehr hinauszuzögern, wenn sie glauben, die Frau könnte »die eine« sein. In einer Zeit wahlloser sexueller Begegnungen ist das ihre Art, zu respektieren, dass Sex Liebe ausdrücken kann. Außerdem möchten sie Sex jetzt ernster nehmen, als sie es in der Vergangenheit getan haben. Ihr persönlicher Reifeprozess geht häufig mit einem sexuellen Reifeprozess einher.

- Doch manchmal kann dieser Sex-Liebe-Zusammenhang einen Mann auch daran hindern, das kreative Potenzial seines Liebeslebens voll und ganz auszukosten. Das Bedürfnis, über Sex Liebe zu transportieren, statt sich einem lustbetonten Spontansex hinzugeben, kann Männer in langjährigen Beziehungen dazu veranlassen, ihre sexuellen Fantasien geheim zu halten, auf *Dirty Talk* zu verzichten und sich auch nicht zu trauen, bestimmte Sexualpraktiken auszuprobieren, die ihnen zu gewagt erscheinen. Viele Frauen haben mich aufgesucht, weil sie ihre Partner dabei ertappt haben, wie sie sich bei digitalen Liebesplänkeleien genau darüber beschwerten. Sie wollten wissen, warum ihre Freunde oder Männer in ihrer Gegenwart dermaßen prüde und brav seien, sich aber Fremden gegenüber vollkommen offenherzig zeigten. Eine Frau meinte: »Online macht er einen auf total abgebrüht, und bei mir gibt er den schüchternen Schuljungen.« Als eine meiner Patientinnen ihren Mann mit seiner Internet-Affäre konfrontierte und verlangte, dass er seine sexuellen Fantasien mit ihr statt mit der anderen teilte, wurde er mehr als deutlich: »Du bist meine Frau, dich respektiere und liebe ich. Deshalb kann ich nicht so mit dir reden und mich in deiner Gegenwart auch nicht entsprechend benehmen.«

Geht ein Mann sexuell auf Distanz zu seiner Partnerin, entfernt er sich höchstwahrscheinlich auch emotional von ihr. Und das kann ihn unter Umständen anfällig dafür machen, seine Partnerin zu betrügen und sich eher in die Fantasiewelten des Internet zu flüchten, als mit der Frau im eigenen Bett Sex zu haben.

Zum großen Erstaunen, wenn nicht gar Entsetzen ihrer Partnerinnen greifen Männer auch auf Sex zurück, wenn sie einen emotionalen Konflikt lösen wollen. Ich kann kaum noch zählen, wie oft sich Frauen bei mir über Partner beklagt haben, die nach einem furchtbaren Streit plötzlich Sex haben wollten. Das war auch bei der Frau der Fall, die sagte: »Da schreit und tobt er den ganzen Abend lang, und kaum liegen wir im Bett, fängt er auch schon an, meine Brüste zu befummeln und meinen Rücken zu küssen. Kurz davor hat er mir noch das Gefühl gegeben, vollkommen unerotisch, böse und hässlich zu sein, und plötzlich will er Sex haben? Da stimmt doch etwas nicht!« Und so überraschte es mich auch nicht weiter, dass mir der Mann im anschließenden Gespräch sagte, er habe gehofft, sich über den Sex wieder vertragen zu können.

Umgekehrt wundern sich Männer häufig darüber, dass ihre Partnerinnen nach heißem Sex immer noch wütend sind und das nicht als Versöhnung empfinden. Immer wieder höre ich Sätze wie: »Ich versteh das einfach nicht. Wir hatten Sex, und sie ist trotzdem noch sauer und nachtragend. Wie kann sie Sex mit mir haben und immer noch böse auf mich sein?« Männer wollen das Problem dadurch lösen, dass sie buchstäblich »drüber schlafen«, doch für Frauen wurde es dadurch nur »zugedeckt«, aber nicht gelöst. Kein Wunder, dass sie anschließend eine schlaflose Nacht haben!

Lieber Ian,

mein Mann und ich sind seit einem Jahr verheiratet und haben erst kürzlich ein Kind bekommen. Seitdem ist mein Sexualtrieb äußerst mau, und wir haben noch nicht wieder zu unserer alten Form zurückgefunden. Jetzt habe ich Angst, dass er sich eventuell anderweitig umsieht. Bin ich einfach nur paranoid?

Sarah, 34, Hausfrau und Mutter

Nein, Sie sind nicht paranoid, sondern nur feinfühlig. In unserer Kultur geht man davon aus, dass ein Paar nichts mehr verbindet als ein gemeinsames Kind. Doch in Wahrheit beginnt der Ehefrust meist erst mit der Geburt des ersten Kindes. Und das liegt nicht nur an dem damit verbundenen Schlafmangel oder dem ungewohnten Tagesablauf: Viele Männer fühlen sich durch das Baby einfach emotional außen vor.

Überlegen Sie doch mal: Nach der Geburt sind die Oxytocinspiegel bei der Frau höher denn je, was eine intensive Mutter-

Kind-Bindung ermöglicht. Die meisten Frauen erzählen, dass sie sich richtig in ihr Baby verlieben – eine Verliebtheit, die so lange anhält, wie die Mutter das Kind stillt, oft aber sogar noch länger. Dieser erhöhte Oxytocinspiegel bewirkt aber auch, dass der weibliche Testosteronspiegel sinkt. Sie haben richtig gelesen: Auch Frauen produzieren Testosteron – nicht so viel wie Männer, aber das Hormon spielt trotzdem eine große Rolle für die weibliche Libido. Und das kann dazu führen, dass eine Frau noch lange nachdem sie sich von der Geburt erholt hat, immer noch wenig Interesse an Sex hat.

Viele frischgebackene Väter haben mir erzählt, was für ein schlechtes Gewissen sie oft nach der Geburt ihres ersten Kindes haben. Einerseits sind sie glücklicher denn je und würden eher ihr Leben dafür geben, als dass Frau und Kind irgendetwas zustößt. Andererseits fühlen sie sich zu Hause oft wie das fünfte Rad am Wagen. Dieses Gefühl, außen vor zu bleiben, wird durch die fehlende sexuelle Bindung noch verschlimmert. Deshalb ist es wichtig, dem Eheleben nach wie vor genügend Raum zu geben und weiter intim zu sein. Dabei geht es weniger um Sex an sich, sondern um die emotionale Bindung, die durch Sex entsteht, vor allem bei Männern. Sie müssen emotional und damit auch erotisch mit Ihrem Partner verbunden bleiben – um des Babys willen, aber auch für das Wohlbefinden der ganzen Familie.

Ich kann mir vorstellen, wie müde, unattraktiv oder erschöpft Sie sich gerade fühlen. Ich weiß, wie schwer das ist: Ihre Brüste sind geschwollen, verlieren Milch, und Sie fühlen sich fett. Ich weiß, ich weiß! Aber lassen Sie sich eines von einem frischgebackenen Vater sagen: Mittel und Wege zu finden, die sexuelle Beziehung zu Ihrem Mann oder Freund aufrechtzuerhalten – sei es durch Geschlechtsverkehr, Küsse oder bloßes Herumschmusen –, kann den entscheidenden Unterschied ausmachen, ob Ihre Ehe glücklich bleibt oder schon bald in der Scheidungsstatistik auftaucht.

Erobern Sie sein Herz

Immer wenn ich mit Männern rede, die unter sexueller Langeweile leiden oder glauben, in der Routine-Sexfalle zu stecken, behaupten sie, der Sex sei mechanisch und vorhersehbar geworden. Wenn ich sie dann bitte, mir näher zu beschreiben, was Sie unter Routine oder vorhersehbar verstehen, sagen Sie jedes Mal: »Wir wissen zwar genau, welche Knöpfe wir drücken müssen, aber es fehlt jede emotionale Nähe.«

Der Trick, diese emotionale, sexuelle Verbindung aufrechtzuerhalten, besteht nicht nur darin, das sexuelle Verhaltensmuster zu ändern und neue Stellungen oder Techniken auszuprobieren: Sie müssen sich vor und nach jeder intimen Begegnung auch emotional näherkommen. Es geht darum, das Gefühl der inneren Verbundenheit beim Sex mit in den Alltag zu nehmen.

Denn eine große emotionale Nähe ist eine weitaus bessere Garantie für fantastischen Sex als jede noch so ausgeklügelte Technik oder Stellung. Wie ich beim Thema Vorspiel und Verlangen bereits erwähnt habe, beginnt diese emotionale Nähe bereits außerhalb des Schlafzimmers. Während Sie also noch damit beschäftigt sind, seinen Kopf zu erobern, hier ein paar Tipps, wie Sie auch sein Herz erobern können.

Umarmen Sie sich so lange, bis Sie einander nahe sind!

Wenn ich in meiner Praxis mit Paaren arbeite, achte ich nicht nur sorgfältig auf ihre Körpersprache – darauf, welche Sitzhaltung sie zueinander einnehmen, ob sie Händchen halten oder sich berühren –, sondern bitte sie während der ersten Sitzungen auch stets, sich zu umarmen. Eine Umarmung ist äußerst vielsagend, und ich bekomme dadurch einen guten Eindruck von der ganzen Beziehung. Es ist immer wieder interessant zu sehen, wie lange ein Paar diesen Kontakt hält und wer die Umarmung als Erster abbricht. Die meisten von uns wissen gar nicht, wie man sich wirklich umarmt, oder aber sie umarmen sich nicht so, dass eine wirkliche Bindung entstehen kann.

Das klingt vielleicht banal, aber sich umarmen – sich wirklich umarmen – ist harte Arbeit. Aus diesem Grund fordere ich die Paare häufig dazu auf, sich so lange zu umarmen, bis eine emotionale Nähe entsteht. Versuchen Sie, sich mindestens dreimal am Tag richtig zu umarmen: einmal vor dem Weg zur Arbeit, einmal beim Nachhausekommen und einmal vor dem Schlafengehen. Auch wenn sonst gar nichts passiert: Umarmen Sie sich dreimal am Tag – aber dafür richtig. Wenn Sie mehr über diese Technik und ihren Einsatz in der Paartherapie wissen wollen, empfehle ich Ihnen das bahnbrechende Buch *Die Psychologie sexueller Leidenschaft* von David Schnarch.

Das Präsent der Präsenz

Am häufigsten verhindern Alltagsprobleme, dass wir uns so lange umarmen, bis eine emotionale Nähe entsteht. Wir sind so oft wütend, verletzt oder gestresst wegen irgendetwas, das der andere getan hat. Oder aber wir nehmen Konflikte aus der Arbeit mit nach Hause, sind müde von der vielen Fahrerei oder leiden unter einem Streit mit Kollegen, Freunden oder Familienmitgliedern. In solchen Momenten empfinden wir die Aufgabe, eine emotionale Nähe zu unserem Partner herzustellen, wie einen Zwang oder eine lästige Pflicht. Doch unserem Alltag können wir nun mal nicht entfliehen, und deshalb müssen wir unsere Beziehung, uns selbst und den Partner vor dem Rest der Welt schützen. Das bedeutet, dass wir uns bewusst Zeit füreinander nehmen müssen, Zeit, in der alles andere unwichtig wird.

Es macht mich immer wieder traurig zu sehen, wie schnell wir zulassen, dass der Alltag Einfluss auf unser Liebesleben nimmt. Viele von uns haben einen Fernseher im Schlafzimmer oder andere Routinen – wie lesen oder zu unterschiedlichen Zeiten ins Bett gehen –, die uns zwar helfen, zu entspannen und den Alltag zu vergessen, die uns aber nicht aufeinander zugehen lassen. Noch schlimmer ist es, wenn Paare ihren Streit mit ins Bett nehmen. Ich sage nicht, dass man nicht auch mal wütend ins Bett gehen kann, aber im Bett weiterstreiten muss nun wirklich nicht sein. Ich bin ein großer Verfechter dessen, dass der Ort, wo man regelmäßig Sex hat (was bei den meisten von uns das Bett sein dürfte), auch ein Ort sein sollte, an dem man sich möglichst nicht streitet, sondern sich auf das Hier und Jetzt konzentriert.

Aber für diese Präsenz müssen Sie selbst sorgen, und zwar auch außerhalb des Schlafzimmers. Sie beginnt mit dem Gefühl, das sich einstellt, wenn Sie sich umarmen, bis Sie sich wirklich nahe sind. Eine solche Präsenz erlaubt es Ihnen, die Vergangenheit auszublenden, und bewirkt, dass Sie sich ganz auf Ihr Zusammensein und die köstlichen Empfindungen beim Sex konzentrieren können.

Liebe mit offenen Augen

Der Sexual- und Paartherapeut Dr. Schnarch sieht Sex mit offenen Augen als Methode, Vertrauen zu schaffen, Präsenz zu zeigen und Nähe herzustellen. Schließlich ist die Missionarsstellung in allen Kulturen deshalb so beliebt, weil sie es uns ermöglicht, die ganze Zeit über Blickkontakt zu halten. Sie kann die allereffektivste Stellung sein – vor allem, wenn das männliche Becken dabei fest gegen die Klitoris gepresst wird. Aber sie kann auch eine unglaublich langweilige Stellung sein, wenn das Paar dabei nicht wirklich präsent ist. Die meisten von uns haben Sex mit geschlossenen Augen – und zwar auch im übertragenen Sinne. Wenn mir Männer von ihren stärksten Orgasmen erzählt haben, gingen diese immer mit einem Blickkontakt einher: Man betrachtete den Körper sowie den Gesichtsausdruck der Partnerin und sah ihr bis zum oder sogar noch während des Orgasmus tief in die Augen.

Küssen

Der Anfang der körperlichen Liebe mit offenen Augen ist das Küssen. Obwohl Dr. Schnarch den Paaren empfiehlt, sich mit offenen Augen zu küssen und die anfänglich unangenehme Pupillenerweiterung auszuhalten, die sich aus einem solch starken Blickkontakt ergibt, finde ich, dass das Küssen wie die Umarmungsübung in erster Linie dazu dienen sollte, einen echten Kontakt herzustellen. Es gibt zahlreiche Bücher und Artikel, die sich der Kunst des Küssens widmen, und ich kenne viele Männer, die sich über Küss-, aber auch Fellatiotechniken beschwert haben. Nicht dass Sie keine Grundkenntnisse in Sachen sexuelle Reaktion und Anatomie besitzen sollten – aber egal, ob Sie sich küssen, umarmen, sich oral oder manuell stimulieren oder Geschlechtsverkehr haben: Worum es in erster Linie geht, ist echte Nähe, Präsenz und aufrichtige Gefühle zu zeigen. Je mehr Sie sich auf eine bestimmte Technik, also auf das Wie und Was konzentrieren, desto weiter entfernen Sie sich von Ihren Gefühlen und verhindern, was Sie eigentlich anstreben, nämlich eine wechselseitige Reaktion auf unmittelbare Sinneserfahrungen.

Die 5:1-Formel

Der berühmte Paartherapeut John Gottman hat in seinem Leben Tausende von Paaren beraten. Außerdem hat er erforscht, warum manche Ehen so glücklich sind und andere scheitern.

Gottman kam zu folgendem Ergebnis: »Es ist das Verhältnis zwischen positiven und negativen emotionalen Erlebnissen, das bestimmt, ob eine Ehe glücklich ist oder nicht. Alles hängt davon ab, ob die guten Momente von Lust, Leidenschaft, Humor, gegenseitiger Unterstützung, Zärtlichkeit und Großzügigkeit die schlechten Momente voller Beschwerden, Kritik, Wut, Ekel, Verachtung, Abwehr und Kälte überwiegen.« Paare, die eine glückliche Ehe führen, haben ein optimales Verhältnis zwischen positiven und negativen Gefühlen. Aber wie lässt sich so etwas bewusst herstellen? »Alle Paare, ob glücklich oder unglücklich, streiten hin und wieder. Aber worauf es ankommt, ist das Verhältnis der positiven und negativen Erlebnisse während solcher Auseinandersetzungen.« Gottman schlägt vor, dass einem negativen Erlebnis idealerweise fünf positive gegenüberstehen sollten. Obwohl man im Laufe seines Lebens unmöglich sämtliche positiven und negativen Erlebnisse gegeneinander aufrechnen kann, spürt man doch intuitiv, ob die positiven überwiegen. Um auf Nummer sicher zu gehen, sollten Sie jeden Streit und jede Diskussion damit beenden, dass Sie sich umarmen, küssen, sich dabei bewusst anschauen und etwas Positives sagen, bis eine wirkliche Verbindung hergestellt ist.

Das klingt vielleicht banal – dabei kommt es in unseren Beziehungen viel zu selten vor, dass wir uns auf das gegenseitige Geben und Nehmen konzentrieren.

Bevor wir näher darauf eingehen, wie man eine sexuelle Erregung herstellt, die bis zum Orgasmus andauert, ja vielleicht sogar zu mehreren Höhepunkten führt, möchte ich noch einmal betonen, dass es beim Vorspiel nicht nur darum geht, Kopf und Herz Ihres Partners zu erobern, sondern Kopf und Herz aller Beteiligten kurzzuschließen.

Erregung, Teil I: Erobern Sie seine Hose

Jetzt, wo Sie seinen Kopf erobert und sein Herz erwärmt haben, wird es höchste Zeit, Hand anzulegen.

Um die sexuelle Selbstwahrnehmung zu fördern und die Lust zu steigern, bitten Sexualtherapeuten ihre Patienten oft, die Erregungskurve auf einer Skala von 1 bis 10 zu bewerten, wobei das obere Ende den Orgasmus repräsentiert. Doch meiner Erfahrung nach lässt sich die Erregungskurve von 1 bis 10 eher mit der weiblichen Sexualität in Einklang bringen, während die männliche sexuelle Reaktion stark überschätzt wird. Die lässt sich besser mit einer kürzeren Skala von 1 bis 5 bewerten, wobei 1 eine sehr geringe Erregungsintensität darstellt, 2 und 3 bereits eine direkte Stimulation der Genitalien voraussetzen, 4 den *Point of no return* darstellt, an dem der Mann die Ejakulation nicht mehr aufhalten kann, und 5 den Orgasmus.

Oder, um es mit den Worten der Gründer von *Men's Health Magazine*, Stefan Bechtel und Lawrence Roy Stains, zu sagen, die in ihrem Buch *Sex. A Man's Guide* schreiben: »Studien zeigen, dass drei Viertel aller Männer schon wenige Minuten nach Sexbeginn schon wieder damit fertig sind. Frauen dagegen benötigen oft eine Viertelstunde oder mehr, um ausreichend erregt zu werden und einen Orgasmus zu bekommen.

Und das führt zu jeder Menge Wut, Trauer und fliegendem Geschirr.«

Zur Verteidigung des schnell auf Hochtouren kommenden Mannes sollte ich vielleicht sagen, dass die Ejakulation nun mal die Saat für unser Überleben schlechthin darstellt. Von einem rein deterministischen Standpunkt aus ist diese Effizienz also durchaus sinnvoll – warum sollte sich die Evolution mit weniger zufriedengeben? Andererseits wissen die meisten von uns halbzivilisierten männlichen Wesen ein köstlich zubereitetes Mahl durchaus zu schätzen und ziehen es etwa einem rohen Elchkadaver durchaus vor. Auch einer funktionierenden Toilette können wir im Vergleich zu einer Latrine einiges abgewinnen – ganz zu schweigen von Spitzenunterwäsche und High Heels, die wir wesentlich erotischer finden als eine Hand voll modrigen Laubs. Obwohl wir darauf getrimmt sind, rasch zu handeln, werden mir die meisten Männer wohl darin beipflichten, dass man mithilfe von Hast und Eile nicht gerade den Gipfel der Ekstase erreicht. Deshalb werden wir uns in diesem Kapitel unter anderem darauf konzentrieren, wie Sie die sexuelle Reaktion Ihres Partners verlangsamen und seine Erregungskurve in die Länge ziehen können, damit er jenseits des kurvigen Pfads auch noch die schöne Aussicht sowie die diversen Umwege genießen kann.

Vergessen Sie nicht, dass die meisten Männer eher orgasmus- als lustfixiert sind. Um seine Skala also auf eine von 1 bis 10 zu erweitern, müssen Sie sich vor allem auf das niedrige Erregungsniveau konzentrieren, das beim Sex häufig übersehen wird. Damit meine ich, dass Sie ihn berühren, an ihm knabbern, ihn reizen – mit anderen Worten: ihn erregen sollen, *ohne* seine primären Geschlechtsorgane zu stimulieren. Sie wissen schon: alles, was sich gut anfühlt und ihm hilft, sich zu entspannen. Vielleicht lassen Sie ihm eine kleine Nacken-, Rücken- oder Fußmassage angedeihen, waschen oder frisieren sein Haar, saugen an seinen Fingern oder Zehen. Wenn Sie das nicht sehr überzeugend finden, bitte ich Sie daran zu denken, wie Sie sich dabei gefühlt haben, als Ihr Freund einfach sofort Ihre Brüste befummelte oder Ihnen zwischen die Beine griff – nur um sich dann zu wundern, warum Sie sich instinktiv von ihm abgewendet haben. Hätte er Ihnen dagegen vorher liebevoll die Schultern massiert, Ihren Nacken geküsst und Ihnen irgendetwas Schmutziges ins Ohr geflüstert, hätten die Dinge bestimmt eine wesentlich befriedigendere Wendung genommen.

Auch wenn Sie das bisher anders gesehen haben, möchte ich Ihnen beibringen, dass auch wir gern berührt, begehrt und verführt werden (auch wenn wir solche sinnlichen Stimulationen in einer sexuell aufgeladenen Atmosphäre weniger gewohnt sind). Damit meine ich nicht, dass Sie nur einen Stringtanga tragen oder viel Dekolleté zeigen sollen (obwohl das selbstverständlich auch nicht schaden kann). Vielmehr geht es mir um alles, was dazu führt, dass er sich begehrenswert, entspannt und gleichzeitig energiegeladen fühlt. Wenn Sie die Sache langsam angehen lassen wollen, müssen Sie ihm von Anfang an klarmachen, dass er sich zurücklehnen und die Achterbahnfahrt der Gefühle einfach genießen darf.

Beim Sex spielt der Tastsinn für Männer eine ganz besondere Rolle, weil das fast die einzige Situation ist, in der es Männern erlaubt ist, andere anzufassen und sich auch selbst anfassen zu lassen – doch selbst dann bleiben wir immer noch auf der Hut. Es ist nun mal so, dass wir Männer zwar nicht genitale Berührungen lieben, aber eher Hemmungen, ja sogar ein schlechtes Gewissen dabei haben, körperlichen Trost in einer sexuell aufgeladenen Atmosphäre zu suchen. Das liegt bekanntlich an einer ganzen Reihe von Gründen: zum Beispiel an dem männlichen Drang, beim Sex stets die Initiative ergreifen zu müssen, statt sich der Frau hinzugeben; an dem Gefühl, nicht männlich genug zu sein, wenn man sich nicht auf die eigene Potenz und die Penetration konzentriert; und an der Scham, die man empfindet, wenn man auch mal gestreichelt, umgarnt und umschwärmt sein will (was normalerweise nur Frauen zugestanden wird).

Entspannung ist der Königsweg zur Erregung. Das bedeutet, dass Sie ihn, wenn Sie ihn in der Erregungskurve von 1 auf 5 bringen, eher beruhigen als scharfmachen müssen. Überlegen Sie doch mal: Wenn sich Stress negativ auf eine Erektion auswirkt, dann muss Entspannung doch genau das Gegenteil bewirken und die Erektion fördern!

Wenn ein Mann gestresst oder ängstlich ist, strömt das Blut aufgrund seines primitiven, instinktiven Flucht- oder Kampfreflexes sofort in die Extremitäten. Das ist mit ein Grund, warum Männer oft Probleme mit der Erektion bekommen, wenn sie gestresst oder verängstigt sind.

Entspannung heißt das Zauberwort, das den Blutfluss wieder zurück in die Genitalien lenkt. Deshalb bekommen Männer während einer Massage auch häufig einen Steifen: nicht weil sie erregt, sondern einfach nur, weil sie entspannt sind. Gute Masseure wissen das und interpretieren diese spontane Erektion nicht als sexuelles Verlangen, sondern als Kompliment, dass sie ihren Job gut machen (obwohl natürlich auch beides der Fall sein kann).

Was die Männer jedoch wieder mit den Frauen verbindet, ist die Tatsache, dass auch sie verschiedene Qualitäten des Orgasmus mit unterschiedlichen Intensitäten kennen.

In Norman Rushs Roman *Die Maßnahme* gibt es eine wunderbare Passage, in der der Erzähler schildert, wie seine Frau einen Orgasmus beschreibt, oder, um es in ihren eigenen Worten zu sagen, »wie sich das anfühlt, wenn man so richtig intensiv kommt«:

»Nun, zum Teil fühlt es sich folgendermaßen an: Man ist nichts weiter als ein Tropfen Öl auf einem weißen Tischtuch, nur ein winziger, unbeweglicher Tropfen Öl. Und plötzlich breitet man sich in jede Richtung gleichzeitig aus, ganz gleichmäßig und verwandelt sich in einen Fleck: ein kleiner Tropfen, der sich in einen strahlenden Flecken verwandelt und das gesamte Universum einnimmt.«

Das klingt wirklich intensiv: Sowohl Männer als auch Frauen besitzen die Fähigkeit, einen so ausgedehnten, vollständigen Orgasmus zu erleben, den ich den »globalen« Orgasmus nenne. Doch oft führt die Erregung nur zu einem wesentlich beschränkteren, penisbasierten Orgasmus, zu einem »lokalen« Orgasmus, der zwar intensiv und lustvoll sein kann, aber eben nicht jede einzelne Faser des Körpers mit einbezieht wie sein »globaler« Verwandter. Der Mann kommt dann zwar, aber, um die Romanfigur zu zitieren, kommt er auch richtig intensiv?

Wahrscheinlich nicht: Bei einer ohnehin schon stark komprimierten sexuellen Reaktion, in Verbindung mit einer genitalfixierten Herangehensweise an die körperliche Erregung, entwickeln Männer beim Orgasmus in der Regel keine besonders ausgeprägte Myotonie (sexuelle Muskelanspannung) im ganzen Körper. Die sexuelle Spannung beschränkt sich auf den Beckenbereich und wird selbst dann noch durch für diese Region typische Schutzmechanismen geschwächt (siehe auch Teil I). Natürlich fühlt sich das trotzdem gut an – das haben Orgasmen nun mal so an sich. Um Drew Pinsky von der Informationsplattform *Loveline* zu zitieren: »Für uns ist Sex genau dasselbe wie Pizza, verstanden? Man belegt sie mit Sardellen oder mit Ananas – beides schmeckt lecker.« Stimmt, aber genauso wie es einen Unterschied zwischen einer einfach nur guten und einer ausgezeichneten Pizza gibt, zwischen einer Tiefkühlpizza aus dem Supermarkt und einer echten Holzofenpizza, gibt es auch einen Unterschied zwischen zum Orgasmus kommen und *richtig intensiv zum Orgasmus kommen.* Wer Letzteres, also einen »globalen« Orgasmus, erleben will, darf nicht nur auf lokaler Ebene handeln. Aber wenn es darum geht, einen Mann zu erregen, tun Frauen genau das: Sie haben nur ein einziges Ziel vor Augen und stimulieren seinen Penis.

Frauen sind mindestens genauso für eine penisfixierte Sicht auf Sex verantwortlich, denn auch sie beurteilen ihre Attraktivität häufig nur danach, wie schnell und in welchem Ausmaß der Schwanz ihres Freundes hart wird. Und wenn sie seine Erregung steigern wollen, konzentrieren sie sich hauptsächlich auf seine Erektion. Natürlich kann ein steifer Penis durchaus attraktiv sein – trotzdem: Eine Erektion ist mehr als nur Mittel zum Zweck. Sie ist Teil eines größeren, ganzheitlicheren Belohnungssystems. Wenn sich eine Frau nur an der Erektion orientiert, um die Erregungsintensität einzuschätzen, ist sie genauso naiv wie der Mann, der nur darauf achtet, wie feucht die Frau ist, um ihre Orgasmusfähigkeit zu beurteilen. Eine Erektion kann eine Begleiterscheinung der Erregung sein und ist mit Sicherheit ein Hinweis auf die körperliche Potenz des Mannes. Aber das bedeutet noch lange nicht, dass Sie Ihre Liebkosungen einzig und allein auf den Penis konzentrieren müssen – zumindest jetzt noch nicht.

Indem Sie ihm dabei helfen, sich zu entspannen und die Anfänge der Erregungsphase zu genießen, ermutigen Sie ihn, sich auf die globale sinnliche Erfahrung zu konzentrieren. Das bedeutet, dass auch Sie global denken und handeln müssen. Der erste Schritt besteht darin, ihn von dem Druck zu befreien, stets einen Steifen produzieren zu müssen. Und wenn Sie alles richtig machen, wird das höchstwahrscheinlich auch nicht der Fall sein. Bedenken Sie bitte, dass seine mangelnde Erektion nicht bedeutet, dass er einfach nicht so auf sie steht. Es bedeutet nur, dass er sich dermaßen wohlfühlt, dass er den Sex ganzheitlicher angehen kann. Wenn Sie Ihrem Freund klarmachen, dass er unglaubliche, nie gekannte sexuelle Empfindungen erleben darf, und zwar unabhängig von seiner Fähigkeit, zu ficken oder einen Steifen zu bekommen, und dass Sie ihm alle Zeit der Welt geben, wird er sich irgendwann auch entspannen und einen unglaublichen, »globalen« Orgasmus erleben.

Damit Sie sich also in aller Ruhe darauf konzentrieren können, die Erregung langsam zu steigern, hier ein paar Tipps für globales Denken und Handeln.

Ziehen Sie ihn aus ...

... alias »Sex ohne Socken«. Sie würden staunen, wenn Sie wüssten, wie viele Männer dabei gern die Socken oder diverse andere Kleidungsstücke anlassen. Warum sträuben sich Männer derart dagegen, sich splitterfasernackt auszuziehen? Die meisten werden behaupten, dass sie überhaupt keine Probleme damit haben: Sie sind einfach nur faul oder lassen sich derart von ihrer Leidenschaft mitreißen, dass sie sich nicht auch noch ums Ausziehen kümmern können. Manche sagen auch einfach bloß: »Warum soll ich mir die Mühe machen, wo ich doch bloß den Hosenstall aufmachen muss?«

Aber genau dieses Verhalten wollen wir ändern. Männer neigen in der Tat zu Faulheit und verfallen gern in eine Sexroutine. Sie lassen sich auch gern von ihrer Leidenschaft mitreißen, was eben genau zu jenem komprimierten Erregungsprozess führt, von dem vorher die Rede war. Außerdem konzentrieren sich die meisten Männer hauptsächlich auf die direkte Stimulation ihrer Genitalien und unterschätzen die Rolle, die der Rest von Körper (und Seele) für ihre Erregung spielt.

Wer sich beim Sex in Kleidung hüllt, verhüllt auch seine Persönlichkeit. Und das ist der Inbegriff eines lokalen Orgasmus. Doch wenn Sie Ihren Partner von Anfang an komplett ausziehen, untergraben Sie diese schlechten Angewohnheiten. Und das ist noch längst nicht alles: Wenn Ihr Partner vollkommen nackt ist, wird er auch wesentlich lustempfindlicher (die Haut ist mit ihrer Fläche von etwa 5,5 Quadratmetern nicht umsonst das größte Organ unseres Körpers), befreiter, ungeschützter und aufgeschlossener sein. Männer können zwar auch in voller Montur Sex haben, aber Liebe machen können sie nur nackt!

Genießen Sie es zu genießen!

Wenn wir über lustvolle Berührungen nachdenken, denken wir überwiegend ans Geben statt ans Nehmen. Das gilt ganz besonders für Frauen, die so erzogen wurden, dass sie die männliche Lust über ihre eigene stellen. Bei meiner Arbeit mit Paaren habe ich eindeutig die Erfahrung gemacht, dass sich Frauen beim Geben wohler fühlen als beim Nehmen, ja oft lieber einen Orgasmus vortäuschen, als ihren Partner mit ihren eigenen »egoistischen« Bedürfnissen zu behelligen.

Immer wieder stelle ich fest, dass sich Frauen schwerer tun, Lust zu empfangen, als Lust zu spenden, und zwar aus mehreren Gründen: zum Beispiel wegen des negativen Bildes, das sie von ihrem eigenen Körper haben, wegen der Angst, zu lange zu brauchen, der Angst, dass er sich langweilen könnte, der Angst loszulassen und der Angst vor jenem Kontrollverlust, der für den weiblichen Orgasmus unabdingbar ist. Die meisten Bücher und Zeitschriften haben jede Menge Tipps und Techniken fürs Geben in petto, verlieren aber kein Wort darüber, wie wichtig es ist, auch genießen zu können.

Frauen sollten lernen, dass Liebkosungen, die nur ihnen zugutekommen, kein bisschen egoistisch sind: Männer finden nämlich genau das mit am schärfsten! Wenn Sie sich selbst berühren, um sich zu befriedigen oder zu erregen, wird er automatisch auch erregt werden. Denken Sie also nicht länger darüber nach, was er gerade fühlt, sondern konzentrieren Sie sich auf Ihre eigenen Empfindungen – mit dem Erfolg, dass Sie sich beide gut fühlen werden!

Fesseln Sie ihn!

Machen Sie ihn auf liebevolle Weise hilflos. Ihm zu erlauben, dass er sich genüsslich Ihrer Führung hingeben kann, hat etwas sehr Befreiendes und ist erotisch unwiderstehlich, zumal die männliche Unterwerfung und damit verbundene Fesselspiele stark tabubehaftet sind. Aber wer mit sexueller Dominanz experimentiert, muss noch lange kein Sado-Maso-Fan sein, sondern darf dieses Gefühl einfach mal nur genießen und sich darauf verlassen, dass die eigene Lust auch auf seiner beruht.

Wenn er gefesselt ist, haben Sie die Kontrolle. Er hat endlich mal die Chance, relativ passiv zu bleiben, während Sie bestimmen, was hier gespielt wird. Beides ist unheimlich aufregend und gleichzeitig entspannend, weil es ihn von dem enormen

Druck befreit, potent sein und die Initiative ergreifen zu müssen. Immer wieder erzählen mir Männer, dass sie sich in ihren Fantasien gerne fesseln lassen.

Wie oder wie fest Sie das machen, ist im Grunde völlig irrelevant, weil es sich dabei eher um einen symbolischen Akt handelt. Falls Sie nicht gleich losziehen und Handschellen kaufen wollen, sollten Sie es mal mit einem BH oder Strümpfen versuchen. Overknees sind dazu besonders gut geeignet. Sein Ledergürtel, eine alte Krawatte – es gibt vieles, was Sie als Fessel verwenden können. Sowohl das Entkleidet- als auch das Gefesseltwerden machen Ihren Partner schutzlos und offen für neue Erfahrungen und lassen ihn eine wesentlich größere Bandbreite von Lust erleben. Es erlaubt ihm, sich den köstlichen Empfindungen, berührt, begehrt und geneckt zu werden, hinzugeben. Weil ihn die Fesseln bewegungsunfähig machen, zwingen sie ihn zurück in seinen Körper, während es ihm der fehlende Leistungsdruck ermöglicht, auch mental loszulassen. Globaler geht es kaum: Hier steht der gesamte Körper im Mittelpunkt.

Achten Sie darauf, seinen gesamten Körper zu erkunden sowie sämtliche erreichbaren erogenen Zonen – und zwar extrem langsam. Hier geht es hauptsächlich darum, ihn zu necken, zu provozieren und zu reizen. Machen Sie ihn halb wahnsinnig vor sexuellem Frust. Wenn Sie noch keine Übung darin haben, sich spielerisch einzuschränken, sollten Sie folgende Vorsichtsmaßnahmen ergreifen:

- Fesseln Sie ihn nicht zu stramm, um seine Durchblutung nicht zu beeinträchtigen. Bitten Sie ihn, auf etwaige Taubheitsgefühle zu achten.
- Lassen Sie Ihren Partner nie allein, solange er gefesselt ist.
- Wenn Sie die Fesselung mit Rollenspielen verbinden und Entführer/Geisel, Herrin/Sklave, Lehrerin/Schuljunge spielen, sollten Sie ein Sicherheitswort, wie beispielsweise »Kumquats«, vereinbaren, bei dem das Spiel sofort abgebrochen werden muss.

Beenden Sie jedes Fesselspiel auf liebevolle Weise. Nachdem Sie ihn von seinen Fesseln befreit haben, sollten Sie ihn umarmen, knuddeln, mit ihm schmusen und ihn küssen. Männer fühlen sich nach dem Gefesseltsein häufig sehr verwundbar und verletzlich und brauchen anschließend das Gefühl, geliebt und beschützt zu werden. Wenn Sie diese Momente sexueller Erregung und die darauffolgenden Zärtlichkeiten ausgiebig auskosten, werden Sie riesige Fortschritte darin machen, sein Vertrauen zu gewinnen und sein Verlangen zu steigern.

Lieber Ian,

mein Freund und ich haben seit Kurzem damit begonnen, uns unsere Sexfantasien zu erzählen, und empfinden das wirklich als sehr befreiend: Wir verurteilen uns nicht dafür, setzen uns aber auch nicht unter Druck, sie unbedingt ausleben zu müssen. Viele Fantasien meines Freundes beinhalten jedoch Szenarios, in denen ich dominiere, wie das, wo ich ihn fessele und auspeitsche. Ich habe ihn ge-

fragt, ob er das auch in der Realität gern einmal tun würde, und da hat er nur gelächelt und genickt. Jetzt bekomme ich es mehr oder weniger mit der Angst zu tun. Darüber reden ist eine Sache, aber es auch umsetzen...? Außerdem habe ich noch nie zuvor einen Mann gefesselt, geschweige denn ausgepeitscht. Was soll ich tun?

Rachel, 29, Fachlektorin

Zunächst einmal möchte ich Ihnen gratulieren, dass Sie Ihre Fantasien nutzen, um Ihrem Liebesleben wieder etwas mehr Schwung zu verleihen und es befriedigender zu gestalten. Da es häufig schiefgeht, wenn Fantasien in die Tat umgesetzt werden, möchte ich noch einmal betonen, dass Sie sich zu nichts zwingen lassen und nur das tun sollten, was Sie sich auch selbst vorstellen können. Die Vereinbarung, den anderen wegen seiner Fantasien nicht zu verurteilen, ist wesentlich wichtiger, als irgendeine davon zu befriedigen.

Sollten Sie dennoch neugierig sein und das Domina-Szenario mit Ihrem Freund umsetzen wollen, ist es ganz normal, dass Sie zunächst noch etwas zögerlich sind. Frauen werden meist dazu erzogen, entgegenkommend und unterwürfig zu sein – auch auf sexuellem Gebiet. Insofern ist es nicht weiter verwunderlich, dass Ihnen der Gedanke, eine so dominante Rolle zu spielen, eher unangenehm ist. Nehmen Sie sich die Zeit, mit Ihrem Freund ausführlich zu besprechen, wie seine Fantasie im Detail aussieht, und gestalten Sie sie so, dass Sie sich beide damit wohl fühlen. Reden Sie über das, was genau passieren soll. Ein Problem mit Domina-Fantasien ist oft, dass sie eher allgemein gehalten sind, so nach dem Motto »Unterwirf mich, ich werde alles tun, was du von mir verlangst!« Je mehr Sie ins Detail gehen, desto besser. Klären Sie, was Sie beide sexuell erregt, aber besprechen Sie auch, was Sie nicht unbedingt aufregend finden, aber noch bereit wären zu tun. Selbstverständlich sollten Sie auch deutlich machen, was Sie auf keinen Fall wollen, und dabei wirklich ganz offen zueinander sein.

Vielleicht hat er sich ausgemalt, dass Sie ihn auspeitschen. Sie sind bereit, es mit der Hand zu tun, aber nicht mit einer Peitsche. Oder aber Sie können sich das Ganze zwar mit einer Reitgerte, nicht aber mit einer neunschwänzigen Katze vorstellen. Vielleicht sind Sie auch ganz wild darauf, ihn in Handschellen zu sehen, würden ihm aber nur ungern ein Hundehalsband anlegen und ihn aus einem Napf trinken lassen. Das alles können Sie nur herausfinden, indem Sie über Ihre Fantasien reden, und zwar auf eine lockere, nicht wertende Weise. Allein durch solche Gespräche werden Sie eine große sexuelle Nähe schaffen, und zwar unabhängig davon, was Sie letzten Endes tun. Auf diese Weise werden Sie mehr Vertrauen zueinander haben und so viele, viele weitere Fantasien ermöglichen.

Ihr Partner sollte Sie bei der Umsetzung ermutigen und unterstützen. Außerdem sollte das Ganze in einer vertrauten, angstfreien Umgebung stattfinden. Es empfiehlt sich, nicht mit einer zu großen Erwartungshaltung an die Sache heranzugehen: Aufgrund meiner beruflichen Erfahrungen weiß ich, dass ausgelebte Fantasien selten so erregend und befriedigend sind wie in der Vorstellung – vor allem dann, wenn wir zum ersten Mal etwas komplett Neues versuchen. Trotzdem habe ich jede Menge Frauen kennengelernt, die es wider Erwarten total genossen haben, sexuell den Ton anzugeben, und aus dieser Erfahrung nicht nur für ihr Liebesleben gelernt haben.

Eine meiner Patientinnen führte eine Ehe, in der sie eine sehr unterwürfige Rolle einnahm. Sie kam sich vor, als hätte ihr Mann alle Macht. Indem Sie im ehelichen Schlafzimmer mit Domina-Szenarios experimentierte, schaffte sie es, ein Selbstbewusstsein zu erlangen, das ihr auch außerhalb des Schlafzimmers weiterhalf. Umgekehrt gelang es ihrem Mann, Geschäftsführer einer großen börsennotierten Firma, sich endlich zu entspannen und Kontrolle abzugeben. Dankbar erfüllte er die unnachgiebigen sexuellen Forderungen seiner Frau und genoss es, sie auf diese Art zu befriedigen. Er selbst fand diese selbstbewusste Seite an seiner Frau äußerst erregend, weil ihn das wieder an jene Frau erinnerte, in die er sich vor vielen Jahren verliebt hatte, als sie sich auf der Universität kennengelernt hatten. Beide waren anschließend viel glücklicher, sowohl einzeln als auch als Paar. Ihr Liebesleben war noch nie so gut wie jetzt, was zeigt, dass es sich wirklich lohnen kann, sexuelle Fantasien auszuleben oder Rollenspiele zu machen. Sie helfen einem, aktiv zu werden und Rollen aus dem richtigen Leben umzukehren, wo man es am wenigsten erwartet.

Verbinden Sie ihm die Augen!

Auf diese Weise sorgen Sie für ein Überraschungselement und helfen ihm, sich mehr auf das zu konzentrieren, was er gerade fühlt. Höchstwahrscheinlich wird er versuchen, unter der Augenbinde hervorzulinsen, aber das wird bestimmt nicht schaden. Die meisten Männer sind äußerst visuelle Geschöpfe und heimliche Spanner. Die Augenbinde macht das Ganze noch aufregender und erlaubt ihm, seine ganze Aufmerksamkeit auf die körperlichen Sinnesempfindungen zu richten, während er umso verzweifelter versuchen wird, einen Blick auf Sie zu erhaschen. Weil Männer so stark darauf programmiert sind, sich mithilfe visueller Reize zu erregen (was die Pornografie noch verstärkt), führt die Ausschaltung des Gesichtssinns dazu, dass seine anderen Sinne wie Tastsinn, Geschmack, Geruch und Gehör endlich auch einmal *im Mittelpunkt* stehen dürfen.

Freude an der Massage

Massieren Sie seine Füße, seinen Kopf, seine Zehen, seinen Nacken, ja sogar seine Finger. Welche Rolle das Oxytocin, das sogenannte Kuschelhormon, für die Frau spielt, wissen wir bereits. Aber auch Männer haben ein entsprechendes Hormon namens Vasopressin, das bei Berührungen ausgeschüttet wird. Dieses Hormon dämpft das Testosteron und hilft dem Mann, ruhig und entspannt zu werden. Außerdem verstärkt es emotionale Bindungen, weshalb man es umgangssprachlich auch als »Monogamie-Hormon« bezeichnet. Theresa Crenshaw, Autorin von *Die Alchemie von Liebe und Lust,* schrieb hierzu: »Das Testosteron will, dass wir auf die Jagd gehen, das Vasopressin will, dass wir zu Hause bleiben.« Langfristig dient das Vasopressin dazu, Vatergefühle zu wecken, aber kurzfristig werden

Ihre Berührungen dazu führen, dass genügend Vasopressin ausgeschüttet wird, um ihn zu beruhigen und Ihre Verbundenheit zu stärken. Daneben fördern Massagen auch die Durchblutung, die für die Erregung unerlässlich ist.

Hier ein paar begeisterte Zitate von männlichen Patienten, deren Partnerinnen Massagen nutzten, um eine größere sinnliche Nähe herzustellen.

»Ich liebe eine gute, kräftige Fußmassage, bei der sie meine Zehen dehnt und die Haut dazwischen durchknetet – das entspannt mich ungemein! Außerdem macht es mich total an, wenn sie an meinen Zehen saugt.«

Beckenmassage 1

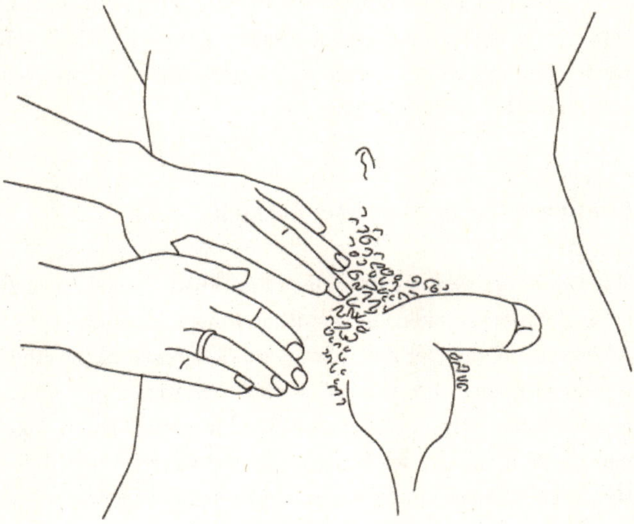

»Brustwarzen. Egal, ob man hineinbeißt, hineinzwickt, sie kitzelt oder daran knabbert – meine sind empfindlicher als die meiner Frau!«

»Fingernägel, die über meinen Rücken kratzen, machen mich wahnsinnig. Ich liebe es, wenn sie ihre Nägel in meinen Rücken gräbt!«

»Am liebsten lasse ich mir die Waden massieren. Meine Freundin hält mit einer Hand mein Bein fest und arbeitet sich mit der anderen bis zu den Knien vor.«

»Eine gute Kopfhautmassage kann unheimlich belebend sein. Was ich auch sehr mag, ist, wenn sie mir einen heißen Waschlappen aufs Gesicht legt, während sie meine Kopfhaut massiert.«

Wenn Sie ihn massieren, sollten Sie stets daran denken, dass sein ganzer Körper eine einzige erogene Zone ist. Viele Bereiche wie Ohrläppchen, Augenlider und Brustwarzen stecken voller empfindlicher Nervenenden.

Kümmern Sie sich um sein Becken!

Wie bereits erwähnt wachsen die männlichen Genitalien nach außen. Schon von klein auf versuchen Jungen instinktiv, sie zu schützen. Aber mit der Zeit führt dieser Schutzinstinkt zu einer ständigen In-sich-Gekehrtheit, zu einer Verspannung, die den gesamten Beckenbereich umfasst. Laut R. Louis Schultz können die Muskeln an der Peniswurzel das Organ wegen ihrer ständigen Verspannung sogar in den Körper hineinziehen.

Die meisten Frauen nähern sich diesem Bereich nur sehr vorsichtig und oberflächlich, um dann bald zur direkten Stimulation der Genitalien überzugehen. Dabei lohnt es sich, länger in dieser Region zu verweilen, um das Becken zu öffnen.

Um in die richtige Stimmung zu kommen, sollten Sie folgende Massageprinzipien beherzigen und diese kreativ auf sein Becken anwenden:

- **Effleurage:** langsame, streichende Bewegungen, die mit der flachen Hand oder den Fingern ausgeführt werden, wobei man die Handflächen sanft über die Haut gleiten lässt und weniger mit Kraft als mit dem eigenen Körpergewicht arbeitet.
- **Petrissage:** ein Kneten, Rollen und Zupfen der Haut. Beginnen Sie, indem Sie die Finger von sich weg spreizen und die Handfläche nach unten drücken, während Sie seine Haut zwischen Fingern und Daumen kneten.
- **Tapotement:** schnelle, stimulierende Klopfbewegungen, die auch Hacken und Hämmern beinhalten können. Wenn Sie klopfen, wölben Sie dabei bitte stets die Hände, indem Sie die Knöchel beugen, aber die Finger fest und gerade lassen. Beim Hämmern ballen Sie locker die Fäuste, die Handgelenke bleiben entspannt. Streicheln Sie Ihren Partner entweder mit den Außenkanten der locker geballten Faust oder der Knöcheloberseite.
- **Friktion**: Mit Daumen, Fingerspitzen und Knöcheln wird die Haut quer zu den verspannten Stellen gerieben. Nehmen Sie

dabei Ihr Körpergewicht zu Hilfe und erhöhen Sie sanft den Druck auf den zu massierenden Muskel. Ein paar Sekunden lang pressen und wieder locker lassen.

Wenn Sie wissen wollen, wie professionelle Rolfer die Beckenmassage angehen, empfehle ich Ihnen Schultz' bahnbrechenden Ratgeber *Out in the Open. The Complete Male Pelvis.* (Warten Sie bloß ab, bis Sie die Fotos sehen!)

Beckenmassage 2

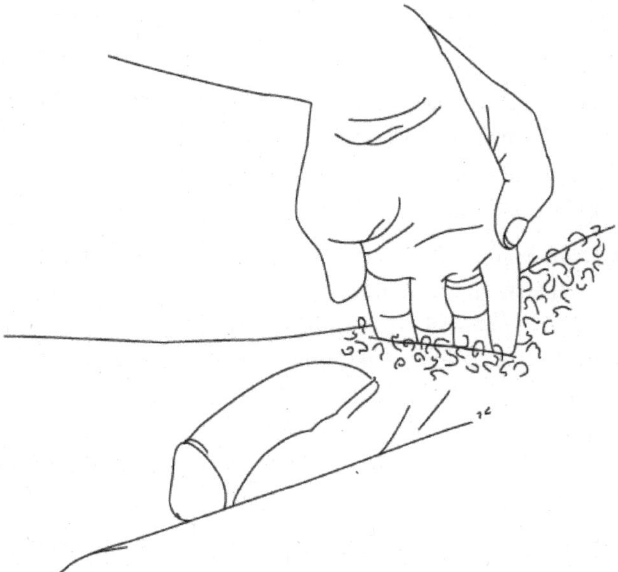

Drehen Sie ihn um!

Vergessen Sie nicht, seinen Po zu massieren, der auch sehr verspannt sein wird. Viele Männer haben Probleme damit, sich in dieser Region berühren zu lassen. Doch das Massieren der Pobacken zu Entspannungszwecken ist etwas völlig anderes als eine sinnliche Massage des Analbereichs. Später werden wir noch näher auf die direkte anale Stimulation zu sprechen kommen, durch die sich der Orgasmus noch lustvoller gestalten lässt. Aber im Moment konzentrieren wir uns einzig und allein darauf, Verspannungen zu lösen.

Pomassage 1

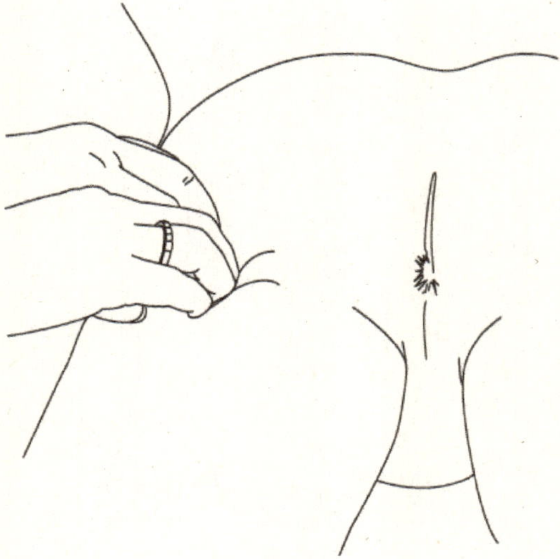

Nehmen Sie einen Tennisball zu Hilfe, um seine empfindlichen Stellen zu massieren, und zwicken Sie ihn zusätzlich etwas in die Pobacken. Wenn Sie wollen, können Sie die Massage dadurch abrunden, dass Sie den Tennisball noch seinen Rücken hinaufrollen. Der Tennisball ist auch ideal dazu geeignet, Ihren Partner mit der Erkundung seines Analbereichs vertraut zu machen. Indem Sie den Tennisball über die untere Hälfte seines Pos rollen, legen Sie nicht direkt selbst Hand an so empfindliche Regionen wie Pospalte, Perineum und Anus. Auf diese Weise können Sie vorerst seine Nervenfasern stimu-

Pomassage 2

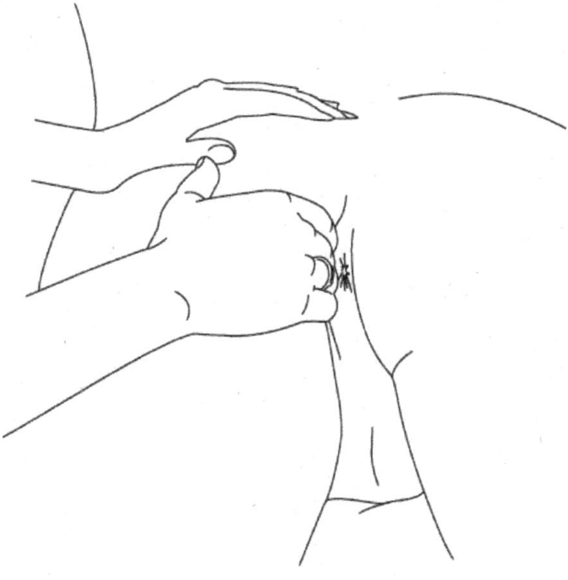

lieren, ohne irgendwelche Grenzen zu überschreiten und ihm Angst einzujagen.

Bringen Sie ihn zum Schwitzen!

Sex, und zwar insbesondere heftiger, schweißtreibender Sex, regt die Produktion von Steroiden an. Das sind Hormone wie Testosteron und Östrogen, die zu Verlangen und Erregung führen. Die Psychologin Cameron Muir von der Brock University, Ontario, Kanada, sagt über die Vorteile des Schwitzens beim Sex und der damit einhergehenden Testosteronausschüttung: »Die Konzentration wird mehr als verzehnfacht – und entspricht dadurch etwa der Menge, die Ärzte Frauen empfehlen, um ihre Libido zu steigern.«

Während Sie sich darauf konzentrieren, ihn zu erregen, sollten Sie sich nicht von seiner (beginnenden) Erektion ablenken lassen. Je nachdem wie gut es Ihnen gelingt, sein Tempo zu drosseln und ihn zu entspannen, werden Sie feststellen, dass seine Erektion nachlässt. Damit sein Penis wirklich steif wird, werden Sie ihn höchstwahrscheinlich direkt stimulieren müssen.

Womit wir uns bereits in der nächsten Phase befinden …

Richtig rubbeln

So, meine Damen, wenn Sie einen Mann in Zeitlupe beim Masturbieren beobachten könnten, was würden Sie da zu sehen bekommen?

1. Nun, wahrscheinlich würden Sie sehen, wie er sich unrhythmisch stimuliert, was oft auch als »Füllen« bezeichnet wird, da diese noch nicht zielgerichteten Berührungen den Blutfluss in den Penis begünstigen und ihn aus dem vormals schlaffen in einen halb erregten Zustand versetzen. Damit er richtig steif wird, tut der Mann unter Umständen Folgendes:

- Er klopft sanft auf seinen Penisschaft, so als würde er mit Zeige- und Mittelfinger darauf Klavier spielen.
- Er drückt die Eichel zusammen, so als würde er eine Melone auf ihre Reife hin prüfen, und streicht sanft über das Penisbändchen und die Corona, wo die Eichel in den Schaft übergeht.
- Er umfasst den Schaft und schüttelt ihn.
- Er massiert seine Hoden, zwickt sich in die Hodenhaut, drückt, streichelt und kratzt sein Perineum sowie den Analbereich.

Wie lange es dauert, bis der Penis steif wird, ist von Mann zu Mann verschieden und hängt von einer ganzen Reihe von Faktoren ab: von seinem Erregungsniveau zu Beginn der Masturbation, seinem Alter, davon, wie lange seine letzte Ejakulation her ist und von seiner allgemeinen sexuellen Fitness. Manche Männer lieben es, diese Phase auszudehnen, und genießen das Gefühl, steif zu werden, während andere nur das Nötigste tun, um in die nächste Erregungsphase eintreten zu können, wo die Gefühle noch intensiver werden.

2. Sobald der Penis halbwegs steht, wird er ihn sehr wahrscheinlich festhalten bzw. umklammern. Als Rechtshänder wird er die Peniswurzel fest mit der linken Hand umfassen und die Penishaut in Richtung Hodensack ziehen. Das erhöht die Empfindlichkeit des Penisbändchens und der Eichel. Dann wird er mit Daumen und Zeigefinger einen Ring formen und diesen knapp unterhalb der Eichel schließen. Ein rhythmisches Streicheln von Penisbändchen und Eichel erhöht den Blutfluss in den Penis und hilft, die für einen Orgasmus notwendige sexuelle Spannung aufzubauen.

Diese sexuelle Spannung wird sich in seinen ganzen Körper fortsetzen. Viele Männer unterbrechen das Streicheln des Penisbändchens, um sich in die Brustwarzen zu kneifen oder andere Körperteile zu berühren. Während der Mann an Penisbändchen und Eichel auf und ab rubbelt, wird er seinen Griff lockern, um die Eichel bei gesteigerter Lust wieder fest zusammenzudrücken. Das führt dazu, dass das Blut vorübergehend aus der Penisspitze strömt und der Punkt, an dem der

Mann unweigerlich ejakulieren muss, noch einmal hinausgeschoben wird. Gleichzeitig nimmt die sexuelle Spannung sowie die Ausstoßkraft zu.

3. Während seine Erregungskurve auf den Höhepunkt zusteuert, wird er die ersten lustvollen orgasmischen Kontraktionen spüren. Die meisten Männer nehmen die erste Kontraktion als *Point of no return* wahr und fangen dann intuitiv an, das Rubbeln an Penisbändchen und Eichel sowie den Griff um Peniswurzel und -schaft zu verstärken.

4. Durch die lustvollen orgasmischen Kontraktionen wird der Same durch die Harnröhre ausgestoßen. Deshalb wird er den Griff um den Penisschaft verstärken, mit dem Rubbeln an Penisbändchen und Eichel fortfahren, um die Lust zu steigern, und diese Stimulationen auch während des Orgasmus und bis zum ersten Ausstoßen des Ejakulats beibehalten. Wahrscheinlich wird er sie sogar verstärken, um die Ausstoßkraft zu erhöhen. Bevor er damit aufhört, wird er das Penisbändchen zusammendrücken oder darauf klopfen, um noch die letzten lustvollen Tropfen Samenflüssigkeit abzusondern, bevor die Spannung in seinem Körper nachlässt und der Penis erneut erschlafft.

Was ich da soeben beschrieben habe, ist ein vierstufiger Prozess der direkten Stimulation der Genitalien.

1. Das Blut in den Penis schießen lassen.
2. Festhalten und Zudrücken.

3. Rubbeln und Drücken, bis die Ejakulation unausweichlich wird.
4. Rubbeln und Drücken während des Orgasmus und der Ejakulation.

Als seine Partnerin sollten Sie all das und noch viel mehr beherrschen. »All das« bedeutet, dass Sie auf seinen individuellen Erregungsprozess eingehen und spüren, wie stark Sie ihn in jeder Phase stimulieren müssen, um seine Lust und seinen Orgasmus zu steigern.

Obwohl sich viele Frauen darüber beschweren, dass ihr Partner viel zu schnell und viel zu wild vorgeht, wenn es um die Stimulation ihrer Klitoris geht, scheinen sie es laut ihren Freunden und Männern ebenfalls zu überstürzen, weil sie den Penis viel zu früh mit heftigen, rhythmischen Bewegungen stimulieren.

Andere häufige Beschwerden beziehen sich darauf, dass Frauen oft viel zu früh mit dem Rubbeln oder Saugen aufhören und beim Orgasmus keinen ausreichenden Druck mehr ausüben, anstatt ihn einfach weiter zu streicheln und die ejakulatorische Ausstoßkraft zu maximieren. Oder aber sie rubbeln noch weit über die Ejakulation und das, was noch als angenehm empfunden wird, hinaus.

Außerdem habe ich viele Männer klagen hören, dass ihre wohlmeinenden Partnerinnen eine neue Sextechnik ausprobieren, über die sie irgendwo gelesen oder gehört haben, aber eben leider völlig mechanisch und ohne auf die individuelle Erregungskurve ihres Partners Rücksicht zu nehmen. Sie haben sich also mehr auf die Methode als auf die eigentliche Lust des Mannes konzentriert.

Legen Sie Hand an!

Als Wanda zu mir kam, war sie völlig außer sich. Was nicht weiter verwunderlich war, da Bob, ihr Verlobter, ihr gerade vorsichtig beigebracht hatte, dass der Sex mit ihr L-A-N-G-W-E-I-L-I-G sei und er große Mühe hätte, seine Erektion beizubehalten. Deshalb hatte sie sich mit Serviermädchenuniformen, Netzstrümpfen und Peitschen eingedeckt und ihre Bettlektüre um einen ganzen Stapel von Titeln zum Thema »Der perfekte Blowjob« oder »So haben Sie Sex wie ein Pornostar« ergänzt. Sie verbrachte Stunden damit, die Fellatio an Dutzenden von unschuldigen Zucchini zu üben (angeblich das beste phallische Instrument, um daran Bissspuren abzulesen). Als sie zu mir kam, schwirrte ihr der Kopf vor lauter todsicheren Techniken und Stellungen, die sie auswendig gelernt hatte. Doch trotz ihrer erheblichen Bemühungen ließen das sexuelle Interesse ihres Verlobten sowie seine Erektion zunehmend nach. Meiner Meinung nach lag das daran, dass sie sich viel zu sehr darauf konzentrierte, ihn zu befriedigen, statt eine wirkliche Nähe aufzubauen. Also bat ich sie, ihre Hand einfach nur auf seine zu legen, während er sich selbst befriedigte, um ein besseres Gespür für seine individuelle Erregungskurve und die vier Phasen der Stimulation zu bekommen. Zuerst war sie entsetzt. »Soll das heißen, ich soll ihm einen runterholen?«

Wie so viele Frauen hatte Wanda viel zu viel Wert auf besonders originellen Sex gelegt und die berühmte »Handarbeit« immer als etwas betrachtet, das er genauso gut selbst tun konnte. Dabei musste sie im Grunde noch mal von vorn anfangen und sich von einem Experten, d.h. von Bob, zeigen lassen, wie dieser berührt werden wollte. Wenn man schwimmen lernt, muss man schließlich auch erst mal auf dem Trockenen üben, bevor man sich in tiefere Gewässer vorwagt!

Wie die Geschichte ausgegangen ist? Nun, sagen wir mal so: Die Zucchini liegen wieder im Gemüsefach, und Bob langweilt sich nicht mehr.

Kurz gesagt: Die Masturbation ist eine wichtige Lektion, mit deren Hilfe man die individuelle Erregungskurve des Partners in allen vier Phasen der genitalen Stimulation kennenlernen kann. Aber wie Sie wissen, habe ich gesagt, dass sie all das und »noch mehr« beherrschen sollten. Mit »noch mehr« meine ich, dass die männliche Sexualität nun mal zur Bewahrung von Energie neigt: Männer stimulieren sich nur so lange, bis sie die für den Orgasmus notwendige sexuelle Spannung erreicht haben – nicht mehr und nicht weniger. Als hocheffiziente Gewohnheitstiere möchten sie möglichst ohne Umwege von Null auf Hundert kommen.

Wenn Sie sich an der Masturbationstechnik Ihres Partners orientieren, um sein genitales Stimulationsmuster zu verstehen, werden Sie ihn zwar bei diesem Prozess begleiten, aber auch davon abweichen. Anstatt seine Erregung zu beschleunigen und zu vereinfachen, werden Sie sie in die Länge ziehen und ihn auf diese Weise zwingen, eine deutlich höhere sexuelle Spannung aufzubauen, als er es normalerweise bei der Selbstbefriedigung oder beim Standardsex täte. Wenn Sie für genügend Abwechslung und Überraschungsmomente sorgen, werden Sie es schaffen, seine Erregungskurve auszudehnen und seine Lust zu steigern.

Wie der Nouvelle-Vague-Filmemacher Jean-Luc Godard so schön sagte, hat jede Geschichte einen Anfang, eine Mitte und ein Ende – aber nicht unbedingt in dieser Reihenfolge.

Gut gefü(h/l)lt

Bevor wir uns mit der direkten Stimulation der Genitalien beschäftigen, dürfen wir nicht vergessen, die körperliche Erregung mit dem psychologischen Verlangen in Einklang zu bringen. Bitte denken Sie daran, dass alle in diesem Buch erwähnten Techniken der Inspiration dienen und auf keinen Fall einfach nur nach Schema F befolgt werden sollen. Das Liebemachen kann und sollte stets spontan erfolgen. Außerdem sind die Techniken längst nicht so wichtig wie das Gefühl und die Stimmung beim Sex. Halten Sie Blickkontakt, reden Sie miteinander, gehen Sie aufeinander ein, fragen Sie ihn, ob es ihm so gefällt, sagen Sie ihm, dass er sich entspannt zurücklehnen darf und Sie vorhaben, seinen Orgasmus hinauszuzögern, um ihn zu einem unvergesslichen Erlebnis werden zu lassen. Allein darauf kommt es an, und das sollten Sie bei allem, was jetzt noch kommt, stets im Hinterkopf behalten. Dass Sie ihm erlauben, sich auszuruhen, und ihm das Gefühl geben, dass er mal nicht die Initiative ergreifen muss (was Ihnen im Grunde viel besser gefällt!), kann für einen Mann, der ansonsten stets die Kontrolle behalten muss, das erotische Erlebnis schlechthin sein. Machen Sie ihm klar, dass Sie ganz genau wissen, was Sie da tun, und dass Sie es gerne und eine ganze Weile tun – egal wie sehr er

Sie auch anflehen wird, den Prozess zu beschleunigen. Wenn sein Penis noch nicht richtig steif ist – umso besser! Dann können Sie sich so lange Zeit lassen, bis Sie der Meinung sind, dass er es verdient zu kommen.

Denken Sie daran, dass der Sex idealerweise eine Einheit von emotionalem Verlangen und körperlicher Intimität, intellektuellem Funkenflug und Kreativität, sinnlicher Lust und körperlicher Erregung sein sollte. Wirklich fantastischer Sex vereint alle diese Dimensionen, ja beruht im Grunde darauf. Damit Sie das mit einem Mann umsetzen können, müssen Sie ihm klarmachen, dass es Sie erregt, ihn zu erregen, und dass Sie nicht wollen, dass er es überstürzt oder selbst das Kommando übernimmt. Teilen Sie ihm mit, dass Sie seine Geduld auf eine harte Probe stellen werden, um ihm Zeit zu geben, das alles richtig zu genießen. Und dass Sie von ihm ganz genau wissen wollen, was er sich wünscht, und vorhaben, dieses Wissen gnadenlos gegen ihn auszuspielen. Sagen Sie ihm, dass Sie ihn provozieren, necken, kitzeln, an ihm knabbern, saugen und ihn liebkosen werden, bis er nicht mehr kann, und dass nicht nur ein Weg ins Paradies führt. Lassen Sie ihn wissen, dass Sie ausgiebig mit ihm spielen werden und ihn nur bei sehr guter Führung – und auch nur, wenn er sie recht lieb darum bittet – zu gegebener Zeit erlösen werden.

- Viele Männer erzählen mir, dass die erste Penisberührung einen Schauer durch ihren ganzen Körper jagt, vor allem wenn der übrige Körper bereits ausgiebig erregt wurde. Wussten Sie, dass Männer deutlich mehr Testosteron ausschütten, wenn Sie von jemand anderem berührt werden? Egal wie gut er sich selbst befriedigen kann – seine eigenen Berührungen können niemals die Nähe, Unmittelbarkeit und Unvorhersehbarkeit der Ihrigen haben. Doch leider nehmen sich die Frauen häufig gar nicht die Zeit für solche Berührungen. Sie beginnen sofort mit der rhythmischen Stimulation, weil sie denken, dass er das so möchte oder dass man das tun muss, um eine Erektion zu erzielen und zu erhalten. Und obwohl Ihr Partner sich unter Umständen tatsächlich wünscht, sofort rhythmisch stimuliert zu werden, weil das am schnellsten zu einer heftigen Erektion führt, besteht Ihre Aufgabe darin, ihn mit neuem, abwechslungsreicherem Sex zu überraschen. Also nehmen Sie sich Zeit, ihn wirklich zu berühren, und achten Sie auf seine Reaktionen. Diese erste Berührung ist äußerst wichtig für die Erregung und das Gefühl von Nähe, die Sie anstreben. Die Kunst der Liebe erfordert Tiefgang, und wer ein einfühlsamer Liebhaber sein will, muss genau das sein: engagiert und einfühlsam.

- Beginnen Sie mit sanften Streicheleinheiten, und gehen Sie dann auf Erkundungsreise. Bedenken Sie, dass Sie in dieser Phase nur den Blutfluss in den Penis erhöhen und sein erektiles Potenzial maximieren wollen. Lassen Sie es langsam angehen – und zwar unabhängig davon, ob Sie Ihre Hände, Ihren Mund, Ihre Vulva oder am besten alle drei benutzen. Er wird vielleicht instinktiv versuchen, Sie dazu zu bringen, den Prozess zu beschleunigen, und Sie bitten, nach seinem Penis zu greifen, oder es sogar selbst tun. (Das könnte ein idealer Zeitpunkt sein, um ein wenig mit Fesselspielen zu experimentieren und ihm die Hände auf den Rücken zu binden.) Wie dem auch sei: Lassen Sie sich nicht davon beirren, und geben Sie das Kommando nicht aus der Hand. In dieser Phase dürfen Sie ihn nicht rhythmisch stimulieren, sondern sollten seine Genitalien eher sanft und wie zufällig berühren. Sie können ihn dann und wann einen Rhythmus erahnen lassen, müssen die Stimulation seiner Genitalien danach allerdings wieder etwas verlangsamen oder sogar unterbrechen. Nur so wird es Ihnen gelingen, ihn allmählich in die jeweils nächste Erregungsstufe zu überführen.

- Betrachten Sie seinen Körper als eine einzige erogene Zone, die unter Ihren Berührungen vibriert. Während Sie seine Genitalien »aufheizen«, darf auch der Rest seines Körpers nicht »abkühlen«. Konzentrieren Sie sich nicht ausschließlich auf den Penis, sondern integrieren Sie ihn lediglich in Ihre Liebkosungen. Schaffen Sie Verbindungen von ihm zu anderen Körperregionen. Wenn Sie zwei Bereiche gleichzeitig stimulieren, reizen Sie ein breiteres Spektrum an Nervenenden und verdoppeln die erotische Vorfreude – ganz besonders wenn einer dieser Bereiche der Penis ist. Achten Sie darauf, eine Verbindung zwischen seinem Ober- und seinem Unterkörper herzustellen. Einige besonders geeignete Leitbahnen, die man auch als erogene Hauptverbindungsstrecken bezeichnen könnte, sind: Lippen/Penis, Nacken/Penis, Brustwarzen/Penis und Ohrläppchen/Penis.

Hände

- Legen Sie sich bequem neben Ihren Partner, schließen Sie Ihre Finger um seinen Penis, und achten Sie stets auf leichte, wie zufällige Berührungen der Genitalien. Liebkosen Sie mit den Fingerspitzen, kitzeln Sie leicht oder kratzen Sie ganz, ganz vorsichtig, anstatt zu quetschen oder zu drücken.
- Wölben Sie eine Hand um seine Hoden, und pausieren Sie kurz. Während Sie seine Eier halten, massieren Sie mit den Fingern vorsichtig den Penisschaft, und zwar dort, wo er in den Hodensack übergeht. Gleichzeitig konzentrieren Sie sich auf die soeben genannten Regionen seines Oberkörpers: Küssen oder knabbern Sie an seiner Unterlippe, flüstern Sie ihm etwas Provozierendes ins Ohr, knabbern Sie an seinen Ohrläppchen, streichen Sie ihm mit Ihrer freien Hand durchs Haar oder lecken bzw. küssen Sie eine Brustwarze. Schon bald werden Sie spüren, wie das Blut in seine Genitalien strömt. Sie können direkt zusehen, wie sich seine Erektion verändert. Das Halten der Hoden ist eine Position, zu der Sie stets zurückkehren können, nachdem Sie seinen Penis stimuliert haben. So können Sie die intensivere Stimulation unterbrechen, aber dennoch Körperkontakt halten.
- Als Nächstes widmen Sie sich wieder dem Penis, wobei Sie diesmal mehr Druck mit den Fingerspitzen ausüben. Stellen Sie sich vor, Sie würden töpfern und kneteten vorsichtig ein Stück Ton. Nehmen Sie den Penisschaft zwischen Ihre Finger und drücken Sie ihn an unterschiedlichen Stellen zu-

sammen: an den Seiten, aber auch an Ober- und Unterseite, am unteren Schaft in der Nähe des Hodensacks und am Eichelrand, wo das Penisbändchen beginnt.

- Pressen Sie Ihre Fingernägel mit der flachen Seite in den Penisschaft. All diese diversen Arten, Druck auszuüben, sowie die verschiedenen Gewebezustände stimulieren die Rezeptoren auf individuelle Weise und sorgen für ganz unterschiedliche, berauschende Gefühle.

- Während Sie das Penisbändchen und den Eichelrand berühren, werden Sie sicherlich eine kurze Muskelanspannung in seinem Körper feststellen, ein Zucken in den Hüften oder eine Anspannung des Beckenbodens (siehe Teil I). Der Bereich um das Penisbändchen gilt als besonders lustempfindlich. Normalerweise ist er es, der beim Masturbieren am meisten rhythmisch stimuliert wird. Liebkosen Sie diesen Bereich äußerst vorsichtig: Beginnen Sie an der Penisspitze, und streicheln Sie mit nur einem Finger sanft die gesamte Unterseite von Eichel und Penisbändchen – so vorsichtig, als würden Sie eine Katze zwischen den Augen streicheln.

Mund

- Wenn Sie in der Phase, in der das Blut in den Penis strömt, Ihren Mund benutzen wollen, sollten Sie sich auf das Küssen, Lecken und Knabbern konzentrieren, anstatt an seinem Penis zu saugen.

- Vergessen Sie dabei die Hände nicht, und überlegen Sie, wie Sie die Verbindung von Unter- und Oberkörper aufrechterhalten können. Oder aber Sie halten einfach wieder seine Hoden bzw. stimulieren die empfindliche Haut unter seinem Nabel. Und dabei bitte nicht verstummen! Stellen Sie Blickkontakt her. Die rein körperliche Erregung bedeutet gar nichts, wenn Sie nicht gleichzeitig auch sein Verlangen wecken.
- Wechseln Sie Ihre Liebkosungen mit vorsichtigen Küssen ab.
- Knabbern Sie sanft an seinem Penisschaft – bitte nicht hineinbeißen, sondern die Zähne so gegen seinen Schaft drücken wie vorher die flache Seite der Fingernägel.
- Legen Sie eine Hand unter den Schaft, und heben Sie den Penis ein wenig in Richtung Ihres Kopfes, während Sie sanft daran knabbern. Vermeiden Sie es, ihn zu fest anzupacken, zu quetschen oder rhythmisch zu massieren. Benutzen Sie nur die Fingerspitzen, um seinem Penis neues Leben einzuhauchen, und knabbern Sie weiter daran, als ob Sie von einem Teller äßen.
- Auch Ihre Zunge sollte nicht untätig bleiben. Ein kleines Lecken über Schaft und Penisbändchen wird ihn wohlig erschauern lassen. Aber nicht die ganze Zeit weiterlecken! Setzen Sie diesen Reiz wie zufällig und ganz unvorhersehbar ein. Betrachten Sie diese Phase als letzte Provokation.
- Halten Sie den unteren Penisschaft mit der einen Hand, und pressen Sie die Zunge von oben gegen seine Harnröhrenöff-

nung und Penisspitze. Jetzt nehmen Sie die feucht glänzende Penisspitze ganz langsam in den Mund. Halten Sie am Eichelrand inne, so als sei er die Kante eines Felsvorsprungs. Nicht saugen! Behalten Sie die Penisspitze einfach im Mund, und lassen Sie zu, dass er von der feuchten Wärme Ihrer Zunge umfangen wird. Gleichzeitig üben Sie mit Ihren Fingern sanften Druck auf den Penisschaft aus, indem Sie sie hinauf- und wieder hinabgleiten lassen.

Vulva

- Benutzen Sie seinen Penis, um Ihre Klitoris zu stimulieren. Legen Sie sich neben ihn, und sehen Sie ihm in die Augen. Nehmen Sie seinen Penis in die Hand wie einen Vibrator und benutzen Sie seine Eichel, um Ihre Schamlippen und die Klitorisspitze sanft damit zu reiben. Konzentrieren Sie sich auf den oberen Teil seiner Penisspitze, um sich selbst zu stimulieren. Das dürfte Ihnen nicht weiter schwerfallen, wenn Ihr Partner größer ist als Sie und Sie sich dabei in die Augen sehen. Gehen Sie bei sich genauso vor wie bei ihm – mit anderen Worten: Beginnen Sie noch nicht damit, rhythmisch an Ihrer Klitoris zu rubbeln. Konzentrieren Sie sich stattdessen auf die Verbindung von Penis- und Klitorisspitze, und genießen Sie diesen Moment. Wenn Sie seinen Penis jetzt kurz in sich einführen wie vorher in Ihren Mund, lassen Sie nur den oberen Teil der Eichel eindringen, auf keinen Fall weiter als bis zum Eichelrand. Lassen Sie unter keinen Umständen zu, dass er in Sie hineinstößt! Wenn es sein muss, umfassen Sie seinen Penisschaft ganz sanft knapp hinter der Penisspitze, um sicherzustellen, dass er nicht zu tief in Sie eindringt. Während seine Penisspitze Ihre Klitorisspitze berührt, dürfen Sie auch nicht vergessen, für eine Verbindung zwischen Ihren Oberkörpern zu sorgen. Küssen Sie ihn, stecken Sie Ihre Köpfe zusammen – Ober- *und* Unterkörper!

- In derselben Position wie oben (nebeneinanderliegend und sich anblickend) drücken Sie seinen Penis sanft nach unten, bis er sich in der Horizontalen und senkrecht zu Ihrer Vulva befindet. Jetzt rücken Sie näher an ihn heran und pressen Schamlippen und Scheideneingang gegen den oberen Teil seines Penisschafts. Reiten Sie darauf herum. In dieser Position werden Ihre Schamlippen den oberen Teil seines Penisschafts umhüllen und Druck von oben ausüben. Ihre Klitoriseichel schmiegt sich an seinen Beckenknochen. Bleiben Sie in dieser Position, und bewegen Sie sich nicht. Konzentrieren Sie sich auf den Blickkontakt. Küssen Sie Ihren Partner, schmiegen Sie sich an ihn, reden Sie mit ihm, provozieren Sie ihn – aber stoßen Sie nicht zu! Lassen Sie sich richtig scharfmachen, und bauen Sie Ihre eigene sexuelle Spannung auf. Nehmen Sie, während Sie geben. Jetzt verschränken Sie in dieser Position die Knöchel und drücken Ihre Innenschenkel gegen seinen Penisschaft.

Langsam und lustvoll zudrücken

- Diese erste Phase der genitalen Stimulation wird besonders gern abgekürzt, weil man dazu neigt, sofort in rhythmische Stoßbewegungen überzugehen. Das erhöht zwar die Erregung, beschleunigt aber auch den Orgasmus. Überlegen Sie in jeder Phase, wie Sie ihn noch ein Stückchen hinausschieben können. Betrachten Sie die obengenannten Techniken als Speisekarte, aber achten Sie darauf, ein komplettes, mehrgängiges Menü zu sich zu nehmen und jede einzelne Mahlzeit bewusst zu genießen.

- Während Sie ihm (und sich selbst) Lust bereiten, beenden Sie jede Phase mit einem kurzen Zusammendrücken der Eichel. Nähern Sie sich der Eichel von oben, sodass die Spitze die Mitte Ihrer Handfläche berührt. Jetzt wölben Sie den Rest der Hand um die Penisspitze und üben einen angenehm festen Druck aus. Dadurch wird Blut von der Penisspitze nach unten gedrückt, und der *Point of no return*, bei dem eine Ejakulation unausweichlich wird, lässt sich noch weiter hinauszögern. Machen Sie es sich zur Gewohnheit, ihm Lust zu bereiten und ihm fest die Eichel zusammenzudrücken.

- Vergessen Sie nie drauf zu achten, in welcher Erregungsphase er sich gerade befindet. Versucht er verzweifelt zuzustoßen, oder dürfen Sie sich Zeit lassen? Kann er jede einzelne Phase wirklich genießen? Füllt sich sein gesamter Penis mit Blut, oder halten Sie es für notwendig, mit einer rhythmischen Stimulation fortzufahren? Gehen Sie dabei stets auf seine individuelle Erregungskurve ein. Wenn er gefährlich erregt ist (was mittlerweile der Fall sein dürfte), lassen Sie auf das Zusammendrücken der Eichel eine kurze Pause folgen. Unterbrechen Sie die direkte Stimulation der Genitalien, und machen Sie etwas anderes. Küssen Sie ihn, flüstern Sie ihm etwas ins Ohr, massieren Sie ihn. Provozieren Sie ihn, necken Sie ihn, fesseln Sie ihn. Unternehmen Sie eine Reise in Richtung »Südpol« und berühren, lecken oder penetrieren vorsichtig seinen Anus (wenn er Sie denn lässt). Und achten Sie stets darauf, dass er Ihnen ebenfalls Lust bereitet. Oder noch besser: Lassen Sie ihn zusehen, wie Sie sich selbst stimulieren, bis er Sie anfleht, die nächste Erregungsphase einzuleiten.

Ist er bereit für die nächste Erregungsphase?

- Ist sein Penis vollkommen erigiert?
- Stehen die Adern in seinem Penis hervor?
- Spannt er den Beckenbodenmuskel an?
- Verlangt er nach einer rhythmischen Stimulation?
- Beginnt sich sein Körper mit der zunehmenden sexuellen Spannung zu verhärten?
- Aber was noch viel wichtiger ist: Sind auch Sie ausreichend erregt? Haben Sie Lust auf mehr?
- Testen Sie seine Erregungstemperatur: Nehmen Sie seinen Penis in die Hand, und liebkosen Sie ihn zehn Sekunden lang

auf eine Art, bei der es nicht darum geht, ihn mit Blut zu füllen. Necken Sie ihn, machen Sie ihn wahnsinnig. Dann streicheln Sie kurz von unten nach oben seinen Penisschaft. Zucken seine Lippen? Setzt sein Herz einen Schlag aus? Zuckt sein Penis sichtbar zusammen, während sich seine Beckenbodenmuskulatur anspannt?

Wenn ja, wird es höchste Zeit, in die nächste Phase einzutreten…

Erregung, Teil II: Der Rhythmus macht's

Seine Zeit ist so gut wie gekommen. Achten Sie trotzdem darauf, dass er nicht selbst das Kommando übernimmt. Sie müssen sensibel auf seinen Rhythmus eingehen, dürfen sich aber nicht davon bestimmen lassen. Während dieser alles entscheidenden vorletzten Phase müssen Sie sich darauf konzentrieren, die Spannung in seinem Körper noch weiter zu erhöhen. Denken Sie lokal, aber handeln Sie global, wie man so schön sagt! Sie müssen auf seinen aktuellen Erregungszustand achten und spüren, wie weit er noch vom *Point of no return* entfernt ist. Aber vergessen Sie auch nicht: Je mehr Sie ihn reizen und dafür sorgen, dass die Lust ihn quasi übermannt, desto umwerfender wird auch sein Orgasmus. Wieder einmal gilt: Sex führt zu mehr Sex, und Verlangen sorgt für Verlangen. Was Sie heute tun, regt Ihre Fantasie von morgen an und mündet in endlose, immer wieder neue Abenteuer.

Deshalb sollten Sie in dieser Phase auf Folgendes achten:

- Vergessen Sie nicht, die unrhythmische Stimulation mit kräftigen rhythmischen Streicheleinheiten zu unterbrechen, die den gesamten Penis mit einbeziehen (Schaft und Eichel).

- Beschleunigen Sie die rhythmischen Streicheleinheiten zuungunsten der unrhythmischen Stimulation. Während Sie in die rhythmische Phase eintreten, können Sie mit einem Verhältnis von 1 : 10 beginnen: Nach etwa zehn Sekunden unrhythmischer Stimulation verwöhnen Sie ihn mit ein paar heftigen rhythmischen Streicheleinheiten. Dann arbeiten Sie sich stufenweise auf ein Verhältnis von 1 : 5 vor. Nun stellen Sie die unrhythmische Stimulation komplett ein und konzentrieren sich auf langsame, rhythmische Streichelbewegungen. Aber deswegen brauchen Sie noch lange keine Stoppuhr mit ins Bett zu nehmen! Sex sollte niemals mechanisch ablaufen, außerdem hat jeder Mann eine andere Erregungskurve. Worauf es ankommt, ist, dass Sie langsam von gleichsam zufälligen, neckenden, drückenden, die sexuelle Spannung aufbauenden, leckenden, knabbernden und manuellen Stimulationen zu einem rhythmischen Streicheln übergehen.
- Achten Sie auf sein Erregungsniveau. Sie möchten ihn zwar an den Punkt *heran*führen, an dem die Ejakulation unausweichlich wird, dürfen diesen *Point of no return* jedoch *nicht wirklich erreichen.* Je länger Sie ihn auf diesem maximalen Erregungsniveau halten, desto befriedigender wird sein Orgasmus ausfallen.
- Wenden Sie die Methode des »Langsam, aber lustvoll zudrücken« von vorhin an, um die genitale Stimulation zu unterbrechen und seiner Erregung Einhalt zu gebieten.
- Achten Sie darauf, dass Sie in jeder der genannten Phasen nur selten den Blickkontakt verlieren. Reden Sie mit ihm, fra-

gen Sie ihn, ob ihm gefällt, was Sie da tun. Sagen Sie ihm, dass Sie ihn auf die Folter spannen wollen. Denken Sie daran: Ohne das richtige Umfeld und die richtige Stimmung bedeutet die Erregung noch nicht sehr viel. Erinnern Sie ihn daran, dass Sie die Zügel in der Hand haben und dass Ihnen das gefällt. Erlauben Sie ihm, einfach nur zu genießen, sich einmal zurückzulehnen, loszulassen, sich zu entspannen und in Berührungen, Lecken, Liebkosen, Küssen, Lächeln, Tätscheln und Knabbern schwelgen zu dürfen.

Hände

- Konzentrieren Sie sich zunächst auf eine einfache Greif- und Drückbewegung. Begeben Sie sich in eine bequeme Position, und umfassen Sie seinen Penis an der Wurzel. Sie dürfen ruhig richtig fest Druck ausüben – er wird Ihnen schon sagen, wenn Sie zu fest zudrücken. Viele Frauen haben Angst, dem Mann wehzutun, während sich die Männer darüber beschweren, dass die Frauen nicht fest genug zudrücken, wenn sie bereits stark erregt sind. In einer Zeit, in der sich Frauen Sorgen über ausgeleierte Vaginas machen, fleißig Beckenbodenübungen absolvieren oder sogar mit dem extremen Gedanken spielen, sich einer chirurgischen Vaginaverjüngung zu unterziehen, sieht die Realität so aus, dass ein beherzter Handgriff eher zum Ziel führt.

Griff an der Wurzel

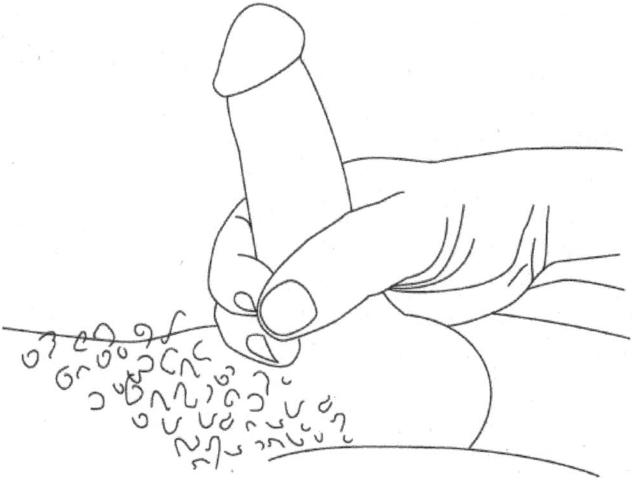

- Mit Ihrer freien Hand bilden Sie mit Daumen und Zeigefinger einen Ring, den Sie eng um den unteren Rand der Eichel und das Penisbändchen schließen.
- Gleiten Sie so nach unten zur Peniswurzel und dann wieder hoch. Am Anfang sollten Sie diese Bewegung ganz langsam und locker ausführen.
- Variieren Sie diese Streichelbewegung, indem Sie sie durch kurze Streicheleinheiten unterbrechen, die allein dem Penisbändchen gelten. Viele Männer bringen sich durch solche kürzeren, schnelleren Streichelbewegungen selbst zum Orgasmus.

- Jetzt wird es unter Umständen Zeit, ein Gleitmittel aufzutragen, vor allem wenn Sie den Schwerpunkt auf die manuelle Stimulation legen. Obwohl Ihre eigene natürliche vaginale Feuchtigkeit im Prinzip das beste Gleitmittel ist, können Sie zur Not auch auf ein Gleitmittel auf Wasserbasis wie *Liquid Silk* zurückgreifen. Gleitmittel auf Ölbasis vertragen sich nicht mit dem Latex von Kondomen und anderen Safer-Sex-Maßnahmen und können außerdem zu Hefepilzinfektionen führen. Gleitmittel auf Silikonbasis dagegen halten zwar länger vor als diejenigen auf Wasserbasis, sind aber schwerer abzuwaschen und inkompatibel mit Silikon (und somit mit den meisten Sexspielzeugen).

- Die einfachste Methode, für genug Feuchtigkeit zu sorgen, besteht darin, etwas Gleitmittel in die Handflächen zu geben, diese aneinanderzureiben und dann loszulegen. Auch was Gleitmittel betrifft, gilt: Weniger ist mehr. Falls Sie ein Gleitmittel auf Wasserbasis verwenden, sollten Sie die entsprechende Tube jedoch stets griffbereit haben, da diese Gels sehr schnell austrocknen. Zu viel Gleitmittel kann die ganze Angelegenheit zu schlüpfrig werden lassen und die Stimulation beschleunigen. Andere angenehme Methoden, das Gleitmittel aufzutragen, bestehen beispielsweise darin, etwas davon auf Ihren Bauch zu geben, woraufhin er sich daran reibt. Oder aber Sie tragen etwas Gleitmittel zwischen Ihren Brüsten auf und pressen Sie fest gegen seinen Penisschaft, während er sich daran reibt. Doch Vorsicht: Solche Aktionen sind bei Männern auch sehr beliebt, um so schnell wie möglich zum Orgasmus zu kommen. Lassen Sie ihn auf keinen Fall zustoßen – Sie geben hier den Ton an!

- Wenn er schön feucht ist, konzentrieren Sie sich auf langsame, intensive Streichelbewegungen von unten nach oben bis über die Penisspitze, wobei Sie festen Druck ausüben.
- Sie können den Griff auch so weit lockern, dass er Sie gerade noch spüren kann, und dafür schneller über die Penisspitze streicheln.
- Dabei gilt folgende Faustregel: Je mehr Sie den Griff lockern, desto stärker sollten Sie das Tempo Ihrer Liebkosungen erhöhen. Je mehr Druck Sie dagegen ausüben, desto langsamer sollten die Streichelbewegungen werden. Bei der genitalen Erregung geht es vor allem darum, ein optimales Verhältnis zwischen Reibung und Druck zu finden. Wenn Männer masturbieren, versuchen Sie eine gute Balance zwischen beidem zu finden, wobei abwechselnd mal das eine, mal das andere Element überwiegt, um die Qualität des Orgasmus zu variieren. Ein Orgasmus, der aus langsamen, festeren Streichelbewegungen hervorgeht, kann sich umfassender anfühlen, während einer, der durch schnelle, oberflächlichere Streichelbewegungen hervorgerufen wird, eher zu einem heftigen Kitzeln und zu einer stärkeren Ejakulation führt. Beides fühlt sich sehr intensiv an. Einer der Gründe, warum Männer beim Oralsex oder Geschlechtsverkehr häufig so fest zustoßen, ist, dass sie auf diese Weise versuchen, einen Mangel an Reibung oder Druck auszugleichen.

- Befeuchten Sie beide Handflächen, nehmen Sie den Penis dazwischen (und zwar Kopf und Schaft), und reiben Sie sie aneinander, als wollten Sie sich die Hände wärmen. (Dasselbe können Sie auch mit Hilfe Ihrer Brüste tun. Geben Sie etwas Gleitmittel dazwischen, drücken Sie die Brüste zusammen und rubbeln Sie damit den Schaft und die Spitze des Penis. Streben Sie dabei das vorhin erwähnte Verhältnis zwischen unrhythmischen und rhythmischen Streichelbewegungen an.)
- Mit der leicht trockeneren Hand umfassen Sie fest seinen Penis und »wringen« ihn gewissermaßen mit beiden Händen aus. Die Bewegung ist genau dieselbe wie beim Handtuchauswringen, aber natürlich längst nicht so intensiv.
- Vergessen Sie nicht, dabei stets die Peniswurzel festzuhalten – das führt dazu, dass das Blut im Penis bleibt, und erhöht außerdem Qualität und Intensität des Orgasmus. Außerdem sollten Sie mit Ihren freien Fingern sanft die Hoden massieren, sie gegen sein Perineum drücken oder den Analbereich stimulieren. Wenn Sie möchten, können Sie diesen Griff stets lockern, um sich seinem Oberkörper zu widmen, sollten allerdings nicht vergessen, diese Stimulation wieder aufzunehmen (wobei er das höchstwahrscheinlich ohnehin nicht zulassen würde).
- Während Sie ihm auf diese Weise Lust bereiten, dürfen Sie nicht vergessen, in regelmäßigen Abständen seine Eichel langsam, aber lustvoll zusammenzudrücken. Das ist während der rhythmischen Stimulationsphase von ganz besonders

derer Wichtigkeit, damit diese nicht gleich in einen Orgasmus übergeht. Mithilfe des langsamen, lustvollen Zudrückens können Sie ihn an den *Point of no return* heranführen, ohne dass dieser überschritten wird. Pausieren Sie kurz mit der direkten Stimulation der Genitalien, bevor Sie anders weitermachen. Das steigert nicht nur die körperliche Erregung, sondern meiner Erfahrung nach auch das Verlangen. Zu diesem Zeitpunkt sollten Sie ihn noch stärker provozieren, ihn fesseln oder ihm schmutzige Sachen ins Ohr flüstern. Lassen Sie sich von seinem Penis oder seiner Zunge wie von einem persönlichen Sexspielzeug beglücken. Zeigen Sie ihm, dass Sie vorhaben, ihn warten zu lassen, egal wie sehr er Sie auch anflehen mag. Machen Sie ihm klar, dass Sie den Lauf der Dinge bestimmen – und ihn nicht befriedigen werden, bevor Sie Ihren Spaß mit ihm gehabt haben. Stimulieren Sie abwechselnd ihn und sich selbst. Bleiben Sie stets in Körperkontakt, sorgen Sie dafür, dass er bei der Stange bleibt, ohne zum Orgasmus zu kommen.

Mund

- In der rhythmischen Stimulationsphase setzen Sie am besten sowohl Ihre Hände als auch Ihren Mund ein, wobei Sie den oralen Schwerpunkt auf Penisspitze und Penisbändchen, die empfindlichsten Bereiche des männlichen Glieds, legen.

Oralsex

- Während Sie den Schaft mit der Hand fest umfassen, stülpen Sie Ihre Lippen über die Penisspitze. Indem Sie den Kopf auf und ab bewegen, werden Sie sich automatisch daran festsaugen. Experimentieren Sie ein bisschen damit. Manche Männer lieben es, wenn man an ihnen saugt, anderen ist es unangenehm, und wieder andere stehen diesem Vorgang vollkommen gleichgültig gegenüber.

- Pressen Sie Ihre Zunge gegen sein Penisbändchen, und benutzen Sie die um seinen Schaft liegende Hand, um den Penis auf Ihrer Zunge auf und ab sowie vor und zurück zu

Oralsex

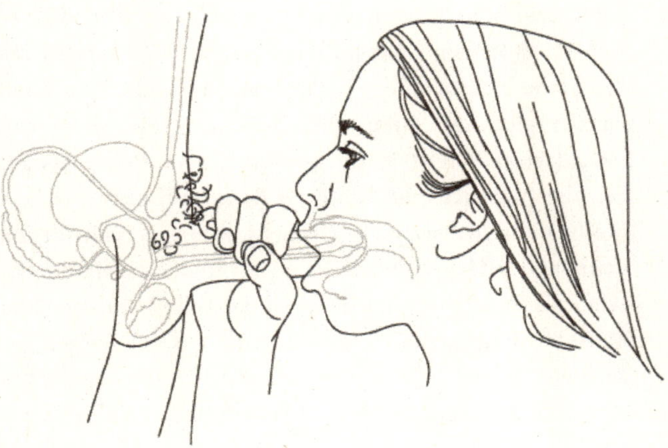

schieben. Konzentrieren Sie sich auf das Penisbändchen. Lecken Sie es langsam und vorsichtig, während Sie seinen Penisschaft nach wie vor gut festhalten. Stellen Sie sich vor, Ihre Hand sei eine Blutdruckmanschette, die sich immer enger um den Penis legt.

- Während Sie mit zwei Fingern nach wie vor die Peniswurzel halten, schließen Sie die Lippen fest um seinen Penis und lassen ihn so tief, wie Sie es noch als angenehm empfinden, in Ihren Mund gleiten. Achtung: Sie müssen nicht gleich einen auf *Deep Throat* machen, dürfen das aber, wenn es Ihnen beiden Spaß macht. An der rein körperlichen Stimulation ändert sich dadurch im Grunde nichts. Umfragen bei Männern haben ergeben, dass es ihnen nicht so wichtig ist, wie tief Sie seinen Schwanz in den Mund nehmen – höchstens als Überraschungselement oder in einer Sexfantasie. Was Männer auf gar keinen Fall möchten, ist, dass Sie sich ängstlich oder unwohl dabei fühlen. Vielmehr wollen sie, dass Sie wirklich bei der Sache bleiben. Die meisten Frauen genießen es, ihren Partner mit Oralsex zu verwöhnen, vorausgesetzt, sie werden nicht dazu gedrängt oder müssen dabei nicht würgen. Sie lieben die Intimität und Nähe, die damit verbunden ist, die Macht, die sie dabei ausüben. Je heftiger ihre Gefühle für den betreffenden Mann sind, desto intimer finden sie diesen Akt. Wenn Frauen Schwierigkeiten mit der Fellatio haben, dann meist aus folgenden Gründen: Sie machen sich Sorgen wegen der Hygiene, haben Angst, würgen zu müssen, oder finden die Vorstellung, den Penis in den Mund zu nehmen, generell unangenehm – sei es aus rein physischen oder psychologischen Gründen. Also achten Sie stets darauf, dass er schön sauber ist, und nehmen Sie nicht mehr davon in den Mund, als Ihnen angenehm ist. Wenn Sie seinen Samen nicht schlucken wollen, können Sie ihm anbieten, in Ihrem Gesicht oder zwischen Ihren Brüste abzuspritzen. Ihm wird das ziemlich egal sein. Was das Würgen anbelangt, fürchten sich manche Frauen auch vor der Heftigkeit seiner Stöße, vor allem wenn seine Erregung steigt. Wenn er aktiv zustößt, nennt man das Irrumatio. Bei der Fellatio dagegen bewegen Sie den Mund an seinem Penisschaft auf und ab. Sie haben die Kontrolle über Rhythmus, Tempo und Druck. Im Falle der Irrumatio stößt er in Ihren Mund hinein. Beim Oralsex kommt es normalerweise immer ein wenig zu beidem. Sie sollten dennoch strikt darauf achten, das Kommando nicht aus der Hand zu geben. Denken Sie daran, dass Männer vor allem dann zustoßen, wenn Sie mehr Reibung oder Druck benötigen, um erregt zu bleiben. Was das Schlucken seines Ejakulats betrifft, stellt die Stimulation zum bzw. während des Orgasmus den größten Genuss für einen Mann dar. Viele Frauen halten leider kurz vor dem Orgasmus inne, anstatt während des Höhepunkts noch weiter zu liebkosen. Das Schlucken sichert diese fortwährende Stimulation, weshalb so viele Männer davon begeistert sind. Aber wenn Ihnen das Schlucken nicht gefällt (was bei vielen Frauen der Fall ist), gibt es noch viele andere Methoden, den Mann auch während des Orgasmus zu stimulieren und seine Lust mit Fingern, Brüsten und Zunge zu maximieren. Hauptsache, Sie begreifen, dass Männer sich gern auf unterschiedliche Weise oral befriedigen lassen wollen. Lassen Sie Ihre Finger spielen, reden Sie miteinander, halten Sie Blickkontakt, provozieren Sie sich, üben Sie genügend Druck aus – und schon können Sie locker mit Linda Lovelace aus *Deep Throat* konkurrieren. Es gibt viele, viele Wege, sich sexuell zu befriedigen, und keiner ist notwendigerweise besser als der andere. Im Gegenteil: Sie sollen es sich ja gerade abgewöhnen, stets denselben Weg zu beschreiten. Stattdessen sollten Sie über die verschiedenen Lustprinzipien Bescheid wissen und immer wieder neue Mittel und Wege finden, Ihren Partner und sich selbst zu befriedigen. Ihre Erregung und Ihre Dominanz werden das Erotischste an der ganzen sexuellen Interaktion sein.

Geschlechtsverkehr

- Wie vorhin auch sollten Sie seinen Penis als Vibrator oder Dildo benutzen. Während Sie nebeneinanderliegen und sich dabei ansehen, nehmen Sie seinen Penis in die Hand, massieren damit Ihre Schamlippen sowie die Klitoriseichel. Genießen Sie es, sich selbst zu erregen. Konzentrieren sie sich auf das Nehmen statt auf das Geben. Benutzen Sie seinen Körper für Ihren eigenen Lustgewinn. Passen Sie sich seinem Erregungsniveau an. Indem Sie den Gang der Dinge kontrollieren, müssen Sie auch Verantwortung für Ihre eigene Lust übernehmen. Für viele Frauen ist es oft einfacher, Lust zu spenden, als die eigene Lust zu genießen.

- Beginnen Sie mit dem femoralen Verkehr, auch Beckengleiten genannt: Sorgen Sie dafür, dass sein Penis feucht genug ist, und legen Sie sich so auf ihn, dass Ihre Schamlippen die Unterseite seines Penis umschließen. Jetzt gleiten Sie langsam an seinem Schaft auf und ab. Lehnen Sie sich leicht vor, und pressen Sie Ihre Klitoris an ihn. Nehmen Sie sich die Freiheit, sich dabei selbst zu berühren, und streifen Sie dabei seine Hoden und seinen Penis. Genießen Sie es!

- Legen Sie sich einander zugewandt nebeneinander, und drücken Sie seinen Penis so nach unten, dass er sich senkrecht zu Ihrer Vulva befindet. Sehen Sie zu, dass Ihre Schamlippen ihn von oben umschließen. Eine Methode, den oben beschriebenen femoralen Verkehr zu variieren, besteht darin, dass Sie Ihre Beine zusammenpressen und die Klitoriseichel fest in sein Becken pressen. Erlauben Sie ihm, zwischen Ihre Beine zu stoßen, während sie seine Pobacken packen und liebkosen.

- Klettern Sie auf ihn drauf, und erlauben Sie ihm, Sie ein winziges bisschen zu penetrieren, und zwar nur mit der Spitze seines Penis. Jetzt bringen Sie den Po so weit nach unten, bis Sie die gesamte Spitze bis zum Eichelrand umschließen. Halten Sie kurz inne, gleiten Sie über Eichelrand und Penisbändchen hinaus und dann zurück über den Eichelrand zur dicken Penisspitze. Liebkosen Sie diesen Bereich mit kleinen, langsamen Bewegungen, und konzentrieren Sie sich vor allem auf den Eichelrand.

- Penetrieren Sie ihn entweder von oben oder von der Seite mit einem tiefen Stoß und halten Sie diese Position mindestens zehn Sekunden lang. Massieren Sie Ihre Klitoris mithilfe seines Beckenknochens. Jetzt gleiten Sie langsam nach oben, bis der Penis aus Ihnen herausrutscht. Wie schon bei den vorher beschriebenen Fellatiotechniken dürfen Sie nie vergessen, dass Sie das Kommando haben. Sie geben den Ton an, Sie sind für das Penetrieren und Stoßen zuständig! Also konzentrieren Sie sich anfangs auf Stellungen, bei denen Sie oben sitzen oder nebeneinanderliegen und die Ihnen ein hohes Maß an Kontrolle verleihen.

- Wenn Sie sich nach einem tiefen Stoß wieder zurückziehen, sollten Sie Ihre Beckenbodenmuskeln anspannen, sodass sich Ihre Vagina eng um seinen Penis schließt.
- Dann darf er sich auf Sie legen und genau dasselbe machen. Während er in Sie eindringt, bitten Sie ihn innezuhalten. Anstatt ihn in sich hineinstoßen zu lassen, spannen Sie Ihre Beckenbodenmuskeln rhythmisch um seinen Penis an. Kontrollieren Sie seine Bewegungen, indem Sie Ihre Hände auf seinen Po legen. Verharren Sie in dieser Position. Pressen Sie Ihre Klitoris gegen sein Becken. Massieren Sie seinen Po, und spreizen Sie seine Pobacken ein wenig, wenn ihm das angenehm ist. Drücken Sie gegen sein Perineum und stimulieren Sie seine Prostata von außen. Bitten Sie ihn, seinen Penis langsam wieder herauszuziehen, und spannen Sie dabei fest die Beckenbodenmuskeln an.
- Lassen Sie ihn von hinten in Sie eindringen, und wiederholen Sie die gerade genannten Bewegungen. Ermutigen Sie ihn, mit seinem ganzen Körpergewicht Druck auf Sie auszu-

üben, während Sie flach und ganz ruhig liegen bleiben. In dieser Stellung stimuliert sein Körpergewicht Ihren G-Punkt, aber dafür erhalten Sie keine so intensive Klitorisstimulation, als wenn Sie oben liegen. Vielleicht möchten Sie gleichzeitig Ihre Klitoris mit der Hand oder einem Vibrator massieren bzw. ihn dazu auffordern.

- Wenn er tief in Sie eindringt, sollte der Schwerpunkt auf einzelnen kontrollierten Stößen liegen, die auch Ihre Klitoris stimulieren. Bei solchen Stellungen besteht stets die Gefahr, dass der Liebesakt außer Kontrolle gerät, sich in ein wildes Stoßen verwandelt, das eine hohe Reibung durch die Vagina verursacht und ihn, aber nicht Sie, zum Orgasmus bringt. Ja genau, diesmal ist er zwar an der Reihe, aber nicht auf Kosten Ihrer eigenen Befriedigung. Was nicht heißt, dass Sie unbedingt gleichzeitig zum Orgasmus kommen müssen oder der Geschlechtsverkehr für beide zum Höhepunkt führen muss. Es ist nicht das Geringste daran auszusetzen, wenn er Sie stattdessen oral oder manuell befriedigt, vor allem während der Übergangsphasen von einer Erregungsstufe zur nächsten.

- Egal ob Sie femoralen oder penetrierenden Geschlechtsverkehr haben: Achten Sie darauf, dass sich diese Techniken mit oralen oder manuellen Liebkosungen abwechseln. Das gilt sowohl für Sie als auch für Ihren Partner!

- Außerdem sollten Sie wissen, dass Frauenzeitschriften zwar gern ständig neue, aufregende Stellungen propagieren und es auch Leute gibt, die das gesamte Kamasutra durchprobieren, es sich dabei aber im Grunde immer nur um vier Grundstellungen in beinahe unendlich vielen Variationen handelt, und zwar:

- die Frau sitzt oben
- der Mann sitzt oben
- Geschlechtsverkehr im Liegen, wobei sich beide Partner ansehen
- und Geschlechtsverkehr von hinten.

Jede dieser Stellungen hat ihre Vorzüge. Sitzt die Frau oben, ist der weibliche Orgasmus besonders leicht zu erreichen. Denn dann bekommen Sie nicht nur eine direkte klitorale Stimulation, sondern können auch gleichzeitig den Rhythmus und die Intensität bestimmen. In diesem Fall können Sie sich besser auf intensives Muskelanspannen konzentrieren als auf kräftige Stoßbewegungen und es gleichzeitig genießen, sich vaginal ausgefüllt zu fühlen. Aber auch beim Mann findet diese Stellung großen Anklang: Nicht nur, weil er weiß, dass sie Ihnen höchstwahrscheinlich die meiste Lust bereitet, sondern auch, weil er dabei Ihre Brüste liebkosen oder sich einfach entspannt zurücklehnen und die Vorstellung genießen kann.

Dass ein Mann zum Höhepunkt kommt, um dann auf Ihnen zusammenzubrechen, kennen viele Frauen nur allzu gut. Wenn die Frau oben sitzt, lässt sich diese Dynamik ausnahmsweise auch mal umkehren. Vergessen Sie beim Obensitzen nicht, dass Sie ruhig auch Ihre Hände zu Hilfe nehmen können, um Ihre Klitoris zu stimulieren. Oder aber Sie bitten Ihren Partner darum.

Außerdem haben mir viele Männer erzählt, dass sie gerne einen Vibrator benutzen, um die Klitoris zu stimulieren, während sie oben sitzt. Sie könnten Ihren Partner auch selbst dadurch überraschen, dass Sie Ihren Vibrator hervorholen und sich dabei selbst stimulieren. Männer müssen lernen, dass der normale Geschlechtsverkehr ohne die Zuhilfenahme von Hand, Mund oder Vibrator nur selten zum weiblichen Orgasmus führt, vor allem nicht beim ersten Mal. Sie sollten einfach das ihre dazu beitragen, anstatt sich bedroht oder abgestoßen zu fühlen. Der größte Nachteil des Obensitzens besteht darin, dass viele Frauen mit ihrem Körper nicht zufrieden sind und sich nur ungern anschauen lassen. In diesem Fall rate ich Ihnen: Trinken Sie ein Gläschen Wein, machen Sie das Licht aus, und setzen Sie sich dann auf ihn drauf!

Befindet sich der Mann oben, kann er fester zustoßen und im wahrsten Sinne des Wortes Schwung für einen Orgasmus mit großer Ausstoßkraft holen. Diese Stellung ist also dann gut geeignet, wenn Sie bereits gekommen sind und er ebenfalls einen Orgasmus haben soll. Viele Frauen genießen es, oben zu kommen, wohl wissend, dass es bei ihm auch nicht mehr lange dauern wird, und wechseln anschließend in die Missionarsstellung. Indem Sie Ihre Hände auf seine Pobacken legen, können Sie seinen Penis außerdem in Ihrer Vagina halten und eine klitorale Stimulation genießen, während Sie seinen Po sowie seinen Analbereich massieren. Wie die Stellung, bei der die Frau oben sitzt, bzw. die Seitenlage ist die Missionarsstellung auch deshalb so fantastisch, weil sich Körper, Gesicht und Augen dabei zugewandt sind. Die Missionarsstellung bewirkt eine starke emotionale Präsenz und bietet eine Form von Intimität, die einen regelrecht in Ekstase versetzen kann. Versuchen Sie während des heftigen Pressens, das für die Stimulation der Klitoris sorgt, den Blickkontakt zu halten. Auf diese Weise erleben Sie ein Maximum an Nähe und Lust.

Die Stellung von hinten ist vor allem für den Mann attraktiv. Sie verleiht ihm ein Gefühl von Stärke und Dominanz und ermöglicht heftige Stoßbewegungen, die zu einem Orgasmus mit großer Ausstoßkraft führen. Wenn er Sie von hinten nimmt, werden Sie höchstwahrscheinlich einen angenehmen Druck sowie eine Stimulation Ihres G-Punkts spüren.

Obwohl Sie gar nicht genug mit verschiedenen Stellungen experimentieren können, kommt es weniger auf irgendwelche Techniken oder Verrenkungen an, sondern in erster Linie auf Ihre gemeinsame Lust. Nutzen Sie diese vier Grundstellungen – die Frau sitzt oben, der Mann sitzt oben, Seitenlage, von hinten –, um Ihre persönlichen Parameter von Lust und Intimität zu bestimmen. Wechseln Sie die Stellungen beim Liebemachen, und enden Sie mit einer oralen oder manuellen Stimulation, bis Sie und er zum Orgasmus gekommen sind. Es steht schließlich nirgendwo geschrieben, dass sein Penis in Ihrer Vagina stecken muss, wenn es so weit ist. Bleiben Sie kreativ!

Vibrator

- Ihr Vibrator ist nicht nur für Sie allein gedacht! Auch Jungs mögen Sexspielzeug, vor allem wenn Sie es an ihnen ausprobieren. Während der oralen oder manuellen Stimulation sollten Sie Ihren Vibrator auf die niedrigste Stufe einstellen und ihn gegen Schaft, Penisbändchen und Spitze seines Glieds drücken. Sie werden wahrscheinlich beide Hände zu Hilfe nehmen müssen, um den Vibrator und seinen Penis zu halten – außer Sie verwenden ein sehr schlankes Modell wie den Rocket-Vibrator.
- Lassen Sie den Vibrator an seinem Schaft nach unten wandern, und lecken Sie dabei sein Penisbändchen. Oder aber Sie saugen an seiner Eichel.
- Sie können den Vibrator auch verwenden, wenn er sich oben oder in der Seitenlage befindet, um seinen Po, seinen Anus und sein Perineum zu liebkosen.

Ist er kurz davor zu ejakulieren und hat also den *Point of no return* erreicht?

- Hat sein Körper eine Art maximale Spannung erreicht?
- Sind seine Hoden an den Körper gezogen?
- Hat er die Ausstoßphase erreicht, in der sich die Muskeln zusammenziehen und die Prostata deutlich zu pulsieren beginnt?

- Ist seine Eichel noch mehr angeschwollen und die Harnröhre mit Samenflüssigkeit gefüllt?

- Hat er bereits das Präejakulat bzw. erste Lusttröpfchen produziert?

Wenn ja, steht er kurz davor, den *Point of no return* zu überschreiten, und Sie müssen sich entscheiden, ob Sie lieber auf die Bremse treten oder Gas geben sollen.

Wollen Sie meinen Rat hören?

Geben Sie Gas!

Ja genau: Der Sinn der Sache bestand darin, Ihren Partner so nah wie möglich an den Punkt zu bringen, wo er die Ejakulation nicht mehr verhindern kann – aber eben nicht darüber hinaus. Gleichzeitig sollten Sie sich überhaupt erst einmal mit dem gesamten Prozess der sexuellen Reaktion vertraut machen.

Doch jetzt ist es zu spät, um noch einen Rückzieher zu machen, denn der Mann wird Ihnen gleich sagen, dass er kommen wird (vorausgesetzt er ist ein kommunikativer Kerl. Ich kann Ihnen nur raten, ihm Mut zu machen, dass er Ihnen seine Gedanken und Gefühle mitteilt). Sobald seine »Waffe« erst einmal geladen ist, sollten Sie dafür sorgen, dass er sich voll und ganz darauf konzentrieren kann, sie abzufeuern.

Häufig versuchen die Männer, die eigentlich schon unausweichliche Ejakulation noch einmal zurückzuhalten, um länger durchzuhalten. Und obwohl ich finde, dass man die Sache langsam angehen und die sexuelle Spannung Schritt für Schritt steigern sollte, weiß ich von vielen männlichen Patienten, dass solche Versuche an diesem kritischen Punkt zum Scheitern verurteilt sind und die Qualität ihres Orgasmus dabei deutlich leidet. Wenige schaffen es und geben nur eine winzige Menge Ejakulat ab, während andere einen Erektionsverlust beklagen, weil das Blut abfließt und die Schwellung zurückgeht. Unter Umständen spüren sie dabei vielleicht sogar ein, zwei orgasmische Kontraktionen, ohne zu ejakulieren. Männer, die den männlichen multiplen Orgasmus praktizieren, kennen diese Technik. Manche behaupten, das sei wie zwei Schritte zurückzugehen, um dann einen Riesensprung nach vorne zu machen.

Doch leider passiert es schon mal beim Zurückgehen, dass man anschließend nicht mehr die Kraft hat, wieder nach vorn zu gehen. Anstatt also die hehre Kunst des männlichen multiplen Orgasmus zu praktizieren, würde ich Ihnen eher raten, sich auf den Riesensprung nach vorn zu konzentrieren und das Beste aus seinem Orgasmus zu machen.

- Sobald Sie das der Ejakulation vorausgehende kurze Zucken gespürt haben, das anzeigt, dass er den *Point of no return* überschritten hat, sollten Sie seinen Penisschaft packen und die Massage unten am Penis beschleunigen. Bilden Sie mit Fingern und Daumen einen engen Ring, und machen Sie mit den Händen unten am Penis mehrere Pumpbewegungen, wobei Sie gleichzeitig seine Hoden tätscheln. Der Druck auf seinen Penisschaft wird die Lust beim Ejakulieren steigern, für mehr Reibung und Ausstoßkraft sorgen und ihm einen Orgasmus bescheren, der intensiver ist, als wenn er nur die Vagina penetriert.

- Oder aber Sie greifen auf Mund und Hände zurück. Es führen schließlich stets mehrere Wege ans Ziel. Die damit verbundenen Überraschungselemente, die Abwechslung und die erhöhte Intensität der oralen sowie der manuellen Stimulation (die Sie übrigens leichter kontrollieren als den eigentlichen Geschlechtsverkehr) können ihn zusätzlich erregen und außerdem die Reibung sowie den Druck erhöhen.

- Nicht dass er nicht auch gern durch Geschlechtsverkehr zum Orgasmus kommt – das Problem dabei ist nur, dass Druck, klitorale Stimulation sowie ein Großteil der sexuellen Spannung bei Stellungen, in denen er besonders tief in Sie eindringt, hauptsächlich durch Bewegungen des unteren Penisschafts erzeugt werden. Solche Orgasmen können durchaus umfassend sein, besitzen aber oft nicht die gewünschte Intensität. Um es mit den Worten einer Frau zu sagen: Das Ganze ist wie der Unterschied zwischen einem Orgasmus, der durch eine sehr schnelle, oberflächliche klitorale Stimulation ausgelöst wird, und einem Orgasmus, der aus einer langsameren klitoralen Stimulation hervorgeht und von einer tiefen Penetration begleitet wird. Wenn er kommt, können und sollten Sie Ihre Beckenbodenmuskeln anspannen, und wenn Sie ebenfalls kommen, wird er die damit verbundenen vaginalen Kontraktionen ebenfalls spüren. Aber auch das erhöht eher den Druck, als dass es für zusätzliche Reibung sorgt.

- Um einen etwaigen Reibungs- oder Druckverlust auszugleichen, sollten Sie, wenn er auf oder neben Ihnen liegt, Ihre Hand zu Hilfe nehmen. Massieren Sie seinen Po, üben Sie Druck auf sein Perineum aus, oder liebkosen Sie seinen Analbereich. Vergessen sie nicht, dass auch der Anus an den lustvollen Kontraktionen des Orgasmus teilhat und voller Nervenenden steckt. Indem Sie Druck auf sein Perineum ausüben, stimulieren Sie außerdem seine Prostata. Manche Männer empfinden diesen Druck anfangs als unangenehm, während andere auf Anhieb davon begeistert sind. Bei vielen Männern reicht es schon aus, mit den Fingerspitzen vorsichtig über den Analbereich (Perineum und Anus) zu streichen, um lustvolle Zuckungen auszulösen, die direkt in den Orgasmus münden.

- Befinden Sie sich dagegen in der Missionarsstellung, oder er nimmt Sie von hinten, wird er sich höchstwahrscheinlich auf heftiges Stoßen verlegen, um die Reibung an Penisbändchen und Schaft zu spüren. Steht er kurz vor dem Höhepunkt, sollten Sie Ihre Beckenbodenmuskeln beim entscheidenden Stoß fest anspannen. Wenn Ihnen das schwerfällt, können Sie auch Ihre Beine ganz eng zusammenpressen, sodass sie gegen die Seiten seines Penis drücken.

Wenn Sie ihn mit Mund und Hand befriedigen, können Sie eine optimale Balance zwischen Reibung und Druck finden.

Auch wenn Ihnen dieser Gedanke eher fremd ist, bin ich doch der Meinung, dass es nicht immer zum Geschlechtsverkehr kommen muss, wo es doch so viele andere Möglichkeiten gibt, sich gegenseitig Lust zu bereiten. Wie Sie sicherlich gemerkt haben, gehe ich – mit meinem vorherigen Buch *Mehr Lust für sie* – davon aus, dass Sie wenigstens schon mal einen Orgasmus erlebt haben. Dieses Buch heißt jedoch *Mehr Lust für ihn,* wobei nichts dagegen spricht, dass sie sich gegenseitig befriedigen. Trotzdem bin ich der festen Überzeugung, dass es Ihnen große Lust bereiten kann, entweder die Rolle des Gebers oder die des Nehmers zu spielen und diese voll auszukosten.

Natürlich ist ein gemeinsamer Höhepunkt nicht zu verachten. Dennoch plädiere ich leidenschaftlich dafür, dass Sie sich im Moment ausschließlich auf die Lust Ihres Partners konzentrieren und ihm jeglichen Leistungsdruck nehmen. Wie Frauen müssen auch Männer loslassen können, um eine grenzenlose sexuelle Lust zu erleben. Denselben Rat habe ich auch in meinem ersten Buch gegeben, mit dem Unterschied, dass die Rollen diesmal vertauscht sind. Hier geht es darum, ihn richtig zu verwöhnen und ihn Ihrer Kontrolle zu unterwerfen. Sie können ihm befehlen, aufzupassen und zu gehorchen – ja, Sie können ihn sogar bis aufs Blut reizen, indem Sie ihm Ihre Vagina ins Gesicht halten, während Sie sich in den diversen Übergangsphasen seiner Erregungskurve selbst zum Orgasmus bringen. Doch in dieser Phase des Liebesspiels sollten Sie sich voll und ganz auf seine Lust konzentrieren, und damit basta. Natürlich sollen auch Sie zum Höhepunkt kommen – so oft Sie wollen: Benutzen Sie seinen Penis, seinen Mund, seine Hände ... seine Schenkel, ja seine Kniescheiben, wenn's sein muss. Aber lassen Sie ihn sich ganz darauf konzentrieren, genommen und von Ihnen kontrolliert zu werden. Geben Sie ihm zu verstehen, dass es vollkommen in Ordnung ist, sich zu entspannen und einfach nur zu genießen. Wenn Sie sich durch die eigene Lust ablenken lassen, kann es sein, das Sie einen wichtigen Moment verpassen oder zu beschäftigt sind, um ihn mit Händen, Mund, Körper, Augen usw. auf einmal zu stimulieren.

- Wie bereits erwähnt, müssen Sie stets Druck auf seinen Penisschaft ausüben. Eventuell wird er seine Hand über die Ihre legen, um Ihren Griff zu lockern, zu verstärken oder einfach nur beizubehalten. Entsprechen Sie seinen Wünschen, ohne gleich zu denken, dass Sie Ihre Sache nicht gut machen, sobald Sie seine Hand auf der Ihren spüren. Das bedeutet nur, dass er Ihnen ausreichend vertraut, um Ihnen seine intimsten Wünsche mitzuteilen. Und allein das ist für den Mann schon ein echter Scharfmacher – nicht nur in puncto Erregung, sondern auch in puncto emotionale Nähe.
- Sie können auch versuchen, einen Vibrator oder einen flauschigen Pantoffel gegen seinen Penisschaft zu drücken, während er ejakuliert. Oder aber Sie wickeln einen aufregenden Stoff wie einen Samtschal oder eine Federboa um seine Hoden, um das Ganze noch um ein weiteres Reibungselement zu bereichern.
- Währenddessen fahren Sie damit fort, mit der anderen Hand bzw. dem Mund sein Penisbändchen zu massieren. Laut vielen Männern gibt es nichts Fantastischeres als eine Zunge, die am Penisbändchen leckt, während sie zum Orgasmus kommen.
- Sein erster Strahl enthält den Löwenanteil des Ejakulats, und er ist auch der lustvollste. Wenn Sie ihn mit der Hand befriedigen, werden Sie wahrscheinlich viel von seiner Samenflüssigkeit mit der Hand auffangen. Wenn Sie ihn mit dem Mund

verwöhnen, müssen Sie entscheiden, ob Sie den Samen hinunterschlucken, in der Mundhöhle sammeln und später ausspucken oder ihn anderswo ejakulieren lassen wollen.

- Das Wichtigste ist aber, dass Sie ihn während des gesamten Orgasmus hindurch streicheln und den Körperkontakt nicht abbrechen.
- Nachdem er das erste Mal abgespritzt hat, können Sie Ihren Griff um den Penisschaft etwas lockern und die Stimulation des Penisbändchens etwas reduzieren.
- Jetzt machen Sie bitte genau das Gegenteil von vorhin: Lockern Sie den Griff um den Penisschaft, aber intensivieren Sie Ihre Liebkosungen der Penisspitze. Konzentrieren Sie sich auf ein, zwei intensive Streicheleinheiten für die Penisspitze, die zum weiteren Abspritzen führen. Vielleicht mag es Ihnen gefallen, über den Penisschaft bis zur Hälfte hinab- und dann wieder zur Spitze zurückzustreichen. Wiederholen Sie diese Bewegung ein oder zwei Mal, damit er zuckend sein letztes Ejakulat verspritzen kann, und pausieren Sie anschließend für ein paar Sekunden.
- Jetzt nehmen Sie sein Penisbändchen zwischen die Finger und drücken es leicht zusammen, um die letzten Tröpfchen aus ihm herauszupressen und ihn lustvoll erschauern zu lassen.
- Pausieren Sie mindestens eine halbe Minute lang, da der Penis nach dem Orgasmus extrem empfindlich ist.

Nutzen Sie diesen Moment, um ihm ins Gesicht und in die Augen zu sehen. Berühren Sie sein Gesicht, streichen Sie ihm übers Haar, küssen Sie ihn, umarmen Sie ihn, stellen Sie echte Nähe her. Diese dreißig Sekunden sind für ihn ein wahrhaftes Nachglühen, währenddessen er die starke, liebevolle Bindung zwischen Ihnen genießt.

Und, hat es Ihnen Spaß gemacht? Die meisten Frauen, mit denen ich gesprochen habe, macht der Orgasmus ihres Partners so an, dass sie immer noch nicht genug haben, obwohl ihre Liebhaber in der Regel schon »bettreif« sind.

Denken Sie daran: Wenn Sie zuerst gekommen sind und er als Nächstes, haben Sie als Vertreterin des weiblichen Geschlechts das Glück, noch mal kommen zu können ... und noch mal ... und noch mal ... und noch mal ...

Ende gut, alles gut

Die Fortsetzung unseres Rückens, alias unser Hintern, ist nicht nur Gegenstand zahlreicher Witze, sondern macht sich auch an den unmöglichsten Orten bemerkbar – eventuell auch in Ihrem Schlafzimmer? Egal ob Ihnen das Lust macht, Sie zum Lachen bringt oder Sie eher alarmiert: Wenn es um den Po geht, ist äußerstes Fingerspitzengefühl gefragt, viel Verständnis und eine gehörige Portion Humor.

Wie bereits erwähnt, steckt unser Po voller Nervenenden und stellt die größte nichtgenitale erogene Zone des Mannes dar. Schon eine sehr oberflächliche Massage wird seine Empfindungen weit über die empfindlichen Nerven im Penis ausdehnen und ihm einen allumfassenden Orgasmus verschaffen, den er alleine so niemals hinbekäme. Das zu erreichen ist nicht weiter schwer: Trommeln Sie mit den Fingern auf seine Pobacken, während Sie seinen Penis in den Mund nehmen, wobei Sie seinen Po zwischendurch auch ruhig einmal kneifen, tätscheln oder ihm einen Klaps verpassen dürfen. Genauso können Sie auch die gute alte Missionarsstellung aufwerten. Packen Sie seine Pobacken, kontrollieren Sie seine Bewegungen mit den Händen und schränken Sie sie zur Not ein, wobei Sie deutlich Dominanz zeigen.

Pressen Sie Ihre Handflächen tief in seine Pobacken, und üben Sie dabei unterschiedliche Grade von Druck aus. Spannen Sie außerdem rhythmisch Ihre Beckenbodenmuskulatur an, anstatt ihn zustoßen zu lassen, und behalten Sie auf diese Weise die Kontrolle. Dadurch geben Sie ihm die Möglichkeit, sich völlig zu entspannen.

Wie weit sie hinter seine schwer bewachten Pforten ins Allerheiligste vordringen dürfen, hängt vor allem davon ab, wie wohl Sie sich dabei fühlen bzw. wie gut Sie es (oder ihn?) beherrschen. Machen Sie ihm erneut klar, dass Sie genau wissen, was Sie tun, und auch, dass Sie es gern tun. Verdeutlichen Sie ihm, dass er sich ganz Ihrer liebevollen Fürsorge überlassen soll. Je positiver Sie dieser Variante von Erregung, Lust und Abenteuer gegenüberstehen, desto offener wird auch er für diese bereichernde, vielleicht noch unbekannte Erfahrung sein. Doch bevor Sie sich auf die Entdeckungsreise zu seinem »Südpol« machen, sollten Sie versuchen, Ihre hygienischen Bedenken aus der Welt zu schaffen. (Sie sind nämlich der häufigste Grund, warum meine weiblichen Patienten Vorbehalte gegen solche Unternehmungen haben.) Stattdessen sollten Sie seine Sauberkeit zu einem aufregenden Teil Ihres Liebesspiels machen.

Ziehen Sie ihn splitterfasernackt aus, während Sie Ihre Unterwäsche anbehalten, und duschen bzw. baden Sie ihn. Seifen Sie ihn ein und waschen Sie ihn von Kopf bis Fuß und überall dazwischen. Das warme Wasser wird ihm helfen, sich zu entspannen (was eine Grundvoraussetzung für solche Erkundungen ist), führt aber auch dazu, dass er sich besser auf seine Sinnesempfindungen statt auf seinen Erregungsgrad und seine Erektion konzentrieren kann. Vielleicht wollen Sie ihm auch dabei zuschauen, wie er sich selbst wäscht. Geben Sie ihm Anweisungen, und sagen Sie ihm genau, wo er anfangen und wo er aufhören soll. Wenn Sie Themen wie Voyeurismus, Exhibitionismus und Domina-Spielchen in das Reinigungsritual integrieren, kann Sie das beide scharfmachen. Versuchen Sie einmal, ihm die Hände auf den Rücken zu fesseln, oder legen Sie ihm eine Augenbinde an, während er sich gehorsam von Ihnen waschen lässt. Aber vergessen Sie nicht, dass es hier darum geht, das Verlangen zu steigern und für eine allumfassende Erregung zu sorgen, statt ihm zu einer Erektion zu verhelfen. Indem Sie ihm zeigen, dass sein steifer Penis bzw. sein nicht vorhandener steifer Penis vollkommen irrelevant für Sie ist, helfen Sie ihm, sich zu entspannen und die körperliche sowie außerkörperliche Erfahrung richtig zu genießen.

Jetzt, wo er nackt ist und richtig auf Hochglanz poliert wurde, wird es höchste Zeit für ein kleines Tänzchen, und zwar »Powange an Powange«. Die meisten Männer lassen es zu, dass man sie an ihrem empfindlichen Perineum ein wenig stimuliert, also zwischen Hoden und Anus, wo sich besonders viele sensible Nervenenden befinden. Indem Sie ihn dort mit den Fingerspitzen sanft streicheln und kitzeln, während Sie ihn oral stimulieren, werden Sie seine Erregung verzehnfachen. Achten Sie deshalb stets darauf, wie weit er noch vom *Point of no return* entfernt ist, damit er die Erregungskurve nicht zu schnell durchläuft. Sie können sein Perineum auch mit ein paar Zungenschlägen stimulieren, während Sie ihn mit der Hand befriedigen. Achten Sie wieder strikt darauf, stets die Kontrolle zu behalten. Vielleicht wollen Sie auch einen kleinen Vibrator hinzunehmen, den Sie an seinem Perineum reiben. Sie werden sehen, wie er begeistert zusammenzuckt! Sagen Sie ihm, wie sehr Sie es lieben, ihm zuzusehen und ihn noch weiter auf die Folter zu spannen. Machen Sie ihm klar, dass er Vertrauen in Ihr Verlangen und Ihre Fähigkeit, ihn zu verwöhnen, haben kann.

Wenn Sie Ihre Reise in die Nacht fortsetzen, werden Sie wahrscheinlich irgendwann auf Widerstand stoßen. Respektieren Sie stets seine Grenzen (vor allem dann, wenn Sie dem ungezogenen Jungen Handschellen angelegt, ihn gefesselt oder ihm die Augen verbunden haben). Aber vergessen Sie nie, dass es Ihr eigenes Gespür für seine Lust und sein Wohlbefinden ist, das Ihnen dabei hilft, sich Ihren Weg zu bahnen. Wenn er Sie schon beim ersten Mal oder nach mehreren Versuchen gewähren lässt, sollten Sie seinen Anus leicht mit Ihrer Zunge oder den Fingern stimulieren. Dieser Bereich reagiert extrem empfindlich auf Berührungen, also seien Sie vorsichtig, wenn Sie nicht schon bald in die Verbannung geschickt werden wollen. Lecken Sie den äußeren Rand seines Anus – daher auch der Begriff *Rimming* (von engl. *rim* = Rand) –, oder massieren Sie ihn sanft mit den Fingerkuppen (und zwar ohne lange, spitze Nägel, meine Damen!). Auf diese Weise wird aus gewöhnlicher Handarbeit bzw. einem normalen Blowjob ein unvergessliches Abenteuer. Ich sollte vielleicht noch erwähnen, dass seine Bereitschaft, sich hier stimulieren zu lassen, zu einem ganz neuen

Vertrauen und einer noch größeren Nähe zwischen Ihnen führen wird. Also nehmen Sie sich Zeit, und experimentieren Sie mit Rollenspielen, Fantasien, Dirty Talk und jeder Menge Blickkontakt.

Die letzte Hürde auf Ihrer Reise stellt die Penetration dar – aber wirklich nur, wenn er Sie gewähren lässt und Sie sich auch dabei wohl fühlen und es wirklich wollen! Ich möchte an dieser Stelle noch kurz auf andere häufige Bedenken bei meinen Patientinnen eingehen: Von den Vorbehalten in puncto Hygiene einmal abgesehen, empfinden viele Frauen einen regelrechten Widerwillen dagegen, Ihren Partner zu penetrieren. Das liegt an der in unserer Gesellschaft weit verbreiteten absurden Überzeugung, dass jede anale Stimulation mit Homosexualität und Unmännlichkeit gleichzusetzen ist. Eine Überzeugung, die sich auf so viele Arten widerlegen lässt, dass ich gar nicht weiß, wo ich anfangen soll! Selbst wenn man nicht homophob ist, spricht diese Assoziation Bände und verrät, was für eine beschränkte Vorstellung von Heterosexualität wir eigentlich haben, die mehr oder weniger nur auf den Penis-in-Vagina-Geschlechtsverkehr begrenzt ist. Kein Körperteil ist einer sexuellen Orientierung allein vorbehalten! Brüste sind nicht unbedingt das Ein und Alles jedes Heteros, auch wenn das die meisten vielleicht anders sehen. Genauso wenig wie Popos der einzige Lustquell von Schwulen sind. Bitte spüren Sie doch einmal in sich hinein und überdenken Ihre Vorurteile! Wagen Sie es, Ihre beschränkte und einschränkende Wahrnehmung seines und Ihres Körpers zu revidieren, um daraus ein uneingeschränkt zugängliches, lustvolles Gebiet für endlose sexuelle Erkundungen zu machen.

So weit, so gut. Wenn Sie und Ihr Partner bereit sind, die Reise fortzusetzen, sollten Sie die taktile und orale Stimulation gleichzeitig einsetzen, um die anale Penetration vorzubereiten. Auf diese Weise sorgen Sie für eine ausreichende Befeuchtung sowie für extrem lustvolle Empfindungen. Passen Sie sich seinem Rhythmus an, und stecken Sie eine einzige Fingerkuppe in seine Analöffnung. (Und noch einmal: keine langen Nägel, meine Damen!) Erst wenn Sie spüren, dass er sich entspannt und öffnet (was er mit Sicherheit tun wird, glauben Sie mir!), schieben Sie den Finger sanft weiter hinein und lassen ihn eine Weile dort, ohne ihn zu bewegen. Fahren Sie damit fort, sein Perineum sowie den Rand seines Anus zu lecken, während Sie Ihren Finger leicht vibrieren lassen, ohne ihn weiter hineinzuschieben. Wenn Sie spüren, dass er sich noch mehr öffnet bzw. verkrampft (was er irgendwann tun sollte), schieben Sie ihn ganz sanft noch ein winziges Stückchen weiter – so weit, bis Sie den Finger mindestens 5 cm in seinen Anus gesteckt haben und damit von innen gegen die Wand seines Perineums drücken können: Ich gratuliere, denn nun haben Sie seinen G-Punkt berührt (G wie geheim, golden und großartig). Fühlt er sich erst einmal wohl damit, können Sie weiter in ihn eindringen, während Sie an Hoden, Perineum und Penis saugen bzw. diese liebkosen, bis er einen atemberaubenden Orgasmus genießt. Lassen Sie sich wie immer ausreichend Zeit dafür, und spannen Sie ihn so richtig auf die Folter. Ich kann Ihnen nur empfehlen, den Finger zunächst im Anus zu lassen, anstatt

Rein-raus-Bewegungen damit zu vollführen. Bewegen Sie ihn langsam vor, zurück und zur Seite, wobei Sie seinen G-Punkt stimulieren. Wenn er sich darauf einlässt, können Sie dies auch durch tiefer penetrierende Bewegungen ergänzen oder einen kleinen Vibrator bzw. *Butt Plug* zu Hilfe nehmen. Aber denken Sie daran: Da drin befindet sich sein G-Punkt, also führen Sie sich nicht gleich auf wie Rambo! Hier geht es nicht ums Zustoßen! Um seine Hingabe nicht nur zu einem spektakulären, sondern auch emotional bedeutenden Erlebnis zu machen, sollten Sie ganz sanft und sensibel vorgehen und absolut auf Ihrer dominanten Rolle beharren. Denken Sie daran: Nur wenn Sie dafür sorgen, dass er sie anfleht und anbettelt, wenn Sie ihn fesseln, in seine Brustwarzen kneifen und seine Brust liebkosen, verhelfen Sie ihm zu einem unvergesslichen Orgasmus, den er auch in Zukunft in immer neuen Varianten wiederholen will.

Es kann aber auch sein, dass er seine Erektion verliert. Manche Männer können aufgrund von psychologischen und physiologischen Gründen keine Erektion aufrechterhalten, wenn sie penetriert werden. Lassen Sie sich davon nicht verunsichern, und zeigen Sie ihm Ihre etwaige Bestürzung nicht. Machen Sie einfach weiter, Ladys! Spannen Sie ihn auf die Folter, sorgen Sie dafür, dass sich bei ihm immer mehr sexuelle Spannung aufbaut. Und wenn er dann endgültig abhebt, wird er bestimmt gar nicht mehr damit aufhören, sich ausgiebig mit seinem Kopf zwischen Ihren Schenkeln dafür zu bedanken – aber selbstverständlich erst, nachdem er sich wieder von seiner postorgasmischen Totenstarre erholt hat.

Noch eine letzte Bemerkung zu Ihrem eigenen kostbaren und vielleicht noch jungfräulichen Hinterteil: Wenn Sie es zum ersten Mal mit Analsex versuchen wollen, können Ihnen einige wenige Worte zur rechten Zeit so einige Unannehmlichkeiten ersparen.

Zur Entspannung dürfen Sie vorher ruhig einen kleinen Schnaps trinken. Lassen Sie sich von Ihrem Partner aufwärmen, indem er Ihr Perineum massiert und Sie oral befriedigt. Direkt nach dem Orgasmus darf er einen Finger in Ihren Anus stecken, dessen Rand lecken und dann Schritt für Schritt mehr Finger dazunehmen. Wenn Sie bereit für den nächsten Schritt sind (und keine Sekunde früher!), sagen Sie ihm Bescheid. Achten Sie darauf, dass Sie wirklich gut feucht sind – und ich meine *sehr sehr feucht*! Und jetzt der letzte, wichtigste Schritt: Lassen Sie ihn nicht zustoßen! Nicht ein einziges Mal, nicht ein kleines bisschen, *nie*! Erlauben Sie ihm, die Spitze seines erigierten Penis gegen Ihre Analöffnung zu lehnen. Dann nehmen Sie Ihre Hände zu Hilfe und führen ihn *selbst* in sich ein. Nehmen Sie ihn ganz langsam in sich auf. Er sollte völlig unbeweglich bleiben, und Sie geben nach wie vor den Ton an! Ist er vollständig in Sie eingedrungen, was im Vorfeld noch mehr Gleitmittel, sexuelle Stimulation (und Schnäpse) erfordern kann, erlauben Sie ihm, seinen Penis langsam vor und zurück zu schieben. Falls bzw. wenn Sie so weit sind, können Sie dem Ganzen ein wenig Schwung geben. Trotzdem rate ich Ihnen dringend, dass nur Sie sich vor und zurück bewegen und Sie beide auf Stoßbewegungen verzichten. Wenn es wehtut, hören Sie bitte sofort auf! Wenn er in Ihnen kommt, wird er sicher bald wieder auf Besuch kommen wollen. So gesehen wünsche ich Ihnen und Ihrem Po viele freudige Wiedersehen!

Fazit

Erinnern Sie sich noch an Charlie, von dem ich Ihnen anfangs erzählt habe – der mit dem wahnsinnigen Liebesleben, der Kinder hat und seit zehn Jahren mit ein und derselben Frau verheiratet ist?

Nun, irgendwann lud ich ihn in mein Büro ein und bat ihn, mir sein Geheimnis zu verraten. Was machten er und seine Frau, um die Flamme ihrer Leidenschaft immer wieder neu zu entfachen? Wissen Sie, was er mir daraufhin gesagt hat?

»Wir *machen* überhaupt nichts.«

»Wie meinen Sie das, Sie machen überhaupt nichts?«

»Na, ich meine, natürlich *machen* wir alles Mögliche, aber darum geht es im Grunde gar nicht.«

»Aber um was dann?«, fragte ich verwirrt.

»Hm, mal sehen, wie ich das beschreiben kann«, hob Charlie an. »Nun, neulich zum Beispiel, da habe ich diese Sendung über die Ausdehnung unseres Universums im Fernsehen gesehen. Wussten Sie, dass hierin Einsteins größter Irrtum lag? Er dachte, das Universum sei statisch. Als er seinen Irrtum dann endlich einsah, sagte er, das sei der schlimmste Fehler seines

Lebens gewesen ... Nun, genau denselben Fehler begehen wir auch in unseren Beziehungen. Wir halten sie für statisch und erlauben es uns nicht, uns mit dem Universum auszudehnen. Keine Ahnung, ob ich mich klar genug ausgedrückt habe.«

»Und ob Sie sich klar genug ausgedrückt haben, Charlie! Beim Sex geht es darum, uns, unsere Wünsche oder das, was wir dafür halten, weiterzuentwickeln, und zwar auf die intimste Art und Weise überhaupt. Das ist der einzige Bereich in unserem Leben, in dem wir Erwachsene spielerisch mit Unterwerfung und Dominanz experimentieren können – und zwar einfach nur, weil es uns Spaß macht.«

Charlie nickte.

Plötzlich fiel mir die Frau auf der schwankenden Brücke wieder ein. Die Psychologen, die diese Studie durchgeführt hatten, waren danach zu dem Schluss gekommen, dass unser Sexualverlangen nichts Statisches ist, sondern sich ausdehnt: Eine neue aufregende Erfahrung kann auf eine Person, einen Ort, ja selbst auf eine Madeleine (Proust, Sie wissen schon!) übertragen werden. Daraus leiteten Sie die Hypothese ab, dass das Sich-Verlieben ein Prozess der Selbstausdehnung ist. Damit meinten sie den mächtigen Knall, der einen die ganze Nacht aufbleiben lässt, um miteinander zu reden, sich zu berühren und die Vorlieben und Abneigungen, Enttäuschungen und Hoffnungen des jeweils anderen kennen zu lernen. Es geht nicht einfach nur darum, sich in den anderen zu verlieben, sondern auch darum, dass man sich unter den Blicken des anderen auch ein Stück weit in sich selbst verliebt, sich neu entdeckt, hinterfragt und die eigenen Wünsche auf den Prüfstand stellt.

Und das alles geschieht blitzschnell und fühlt sich an wie ein elektrischer Stromstoß, der das Gehirn neu auflädt.

Doch wenn sich die Paare erst einmal länger kennen, hören Sie in der Regel auf, sich und dem anderen so viele Fragen zu stellen. Die aufregende Ausdehnung lässt nach, woraufhin das Zufriedenheits- und Verliebtheitsniveau stark abfällt. Würde das Paar stattdessen mit seinen Selbstausdehnungsaktivitäten fortfahren, könnte es sich die anfängliche Ehrfurcht und Entdeckungsfreude füreinander bewahren. Deshalb ist es auch so wichtig, sich einen Partner zu suchen, der einem nicht nur eine vorübergehende körperliche Erregung verschafft, sondern auch in intellektueller, emotionaler und seelischer Hinsicht anziehend ist. Ist die Beziehung erst einmal an einem Punkt angelangt, wo alles vorhersehbar wird, und zwar innerhalb als auch außerhalb des Schlafzimmers, wird es höchste Zeit, für neue Herausforderungen zu sorgen und die Beziehung auszudehnen – jeder für sich, aber auch gemeinsam. Damit die Beziehung neu und aufregend bleibt, müssen Ihr Partner und sein Blick auf die Welt Sie immer wieder überraschen und begeistern. Ihr Partner muss Sie auf eine Weise stimulieren, wie Sie es allein nie hinbekommen würden.

Je mehr ich über diese Idee nachdachte, desto stärker spürte ich, dass Charlie recht hatte. Sex ist der ideale Weg, die Grenzen einer Beziehung auszudehnen. Aber dazu muss man auch miteinander kommunizieren und sich gegenseitig entdecken wollen. Man braucht einen sicheren Ort, an den man sich gemeinsam zurückziehen kann, um Lust ohne Leistungsdruck zu erleben. Die meisten von uns wünschen sich, einmal loslassen zu können, möchten die Welt gern mit neuen Augen sehen, und zwar mit den Augen des anderen – genau wie als Kind oder ähnlich wie die Weiße Tigerin –, um diesen jugendlichen Leichtsinn wiederzuentdecken. Doch leider haben die Männer, noch viel mehr als die Frauen, von klein auf gelernt, dass sie nicht loslassen dürfen, dass sie sich wie verantwortungsbewusste Erwachsene benehmen und Chefs, Ehemänner, Beschützer, Ernährer und Väter werden müssen. Sex bietet uns ein Ventil für diesen Leistungsdruck, der im Alltag ständig auf uns lastet.

Wenn man den anderen genügend liebt und ihm vertraut, ist Sex der einzige Bereich, wo man das lustvolle Loslassen mit allen Sinnen genießen kann. Das ist nicht nur eine herrlich kathartische Erfahrung, sondern lässt auch eine unvergleichliche emotionale Bindung entstehen, die durch keine andere Form der menschlichen Interaktion zu erreichen ist.

Damit das gelingt, müssen jedoch das Vertrauen und das Verständnis vorhanden sein, das Charlie und seine Frau füreinander haben. Sie müssen anerkennen, dass es immer wieder etwas Neues zu erkunden gibt, dass sich immer wieder neue Fantasien entwickeln werden. Außerdem muss die Beziehung so stabil und flexibel sein, dass sie wachsen kann, ohne auseinanderzubrechen. Das setzt eine grundlegende Bereitschaft und Offenheit für neue Erfahrungen, Reize und Wünsche voraus. Dinge, die Sie erröten lassen, scheinen zunächst eine Gefahr für die Beziehung zu sein. Die Fantasie eines One-Night-Stand kann sowohl als Bedrohung als auch als Einladung zu einem lustvollen Rollenspiel bzw. zu erregendem Dirty Talk wahrgenommen werden. Mit anderen Worten: Nur wenn Sie sich selbst öffnen und dem anderen mitteilen, was Sie erregt (auch wenn Ihr Partner in dieser Fantasie eventuell gar nicht vorkommt), können Sie Ihre wunderbaren Sexgeheimnisse in eine leidenschaftliche, lebenslange Erkundungsreise verwandeln.

»Das ist also Ihr Geheimnis?«, fragte ich Charlie.

Er schenkte mir ein schelmisches Grinsen. »Na ja, wir haben noch andere Geheimnisse ... Sexgeheimnisse. Und die sind gar nicht mal besonders gewagt oder so. Im Grunde geht es eher darum, dass wir Dinge über uns wissen, die sonst niemand weiß: Dinge, die wir gerne sagen oder tun, die uns scharfmachen, Fantasien, die wir noch nie jemand anderem anvertraut haben. Und deshalb wird mich kaum eine andere je so erregen können wie meine Frau – und das nach all den Jahren, die wir schon zusammen sind! Wenn ich an etwas Erotisches denke, ist sie ehrlich gesagt die Erste, der ich davon erzählen möchte. Sex erinnert mich an meine Frau. Und meine Frau erinnert mich an Sex. Und das Ganze wächst und dehnt sich auf immer wieder neue Weise aus, in jede nur erdenkliche Richtung, genauso wie das Universum. Gestern Nacht zum Beispiel ...«

Charlie konnte gerade noch an sich halten: »Vergessen Sie's, das ist ein Geheimnis.«

Dann erhob er sich, wobei er immer noch in den Erinnerungen an die letzte Nacht schwelgte. »Tut mir leid, wenn ich Sie enttäuschen muss, Doc. Über bestimmte Stellungen oder Techniken kann ich Ihnen nicht viel erzählen. Von außen betrachtet wirkt mein Liebesleben ziemlich durchschnittlich und langweilig ... Aber eines kann ich Ihnen sagen: Ich würde keine einzige

Nacht mit meiner Frau gegen ein Jahr in der Playboy-Villa eintauschen wollen.«

Charlie machte die Tür hinter sich zu.

Ich musste einen Moment lang an Einstein denken und seinen Irrtum, nicht erkannt zu haben, dass sich das Universum ständig ausdehnt.

Mein Blick fiel auf das Foto von der Capilano-Canyon-Hängebrücke, das auf meinem Schreibtisch steht.

Dann griff ich zum Telefon. »Hallo, Liebling«, flüsterte ich in den Hörer »...Es gibt da etwas, das ich dir sagen muss... eine Art Geheimnis... Hast du einen kurzen Moment Zeit?«

»Ja«, flüsterte sie, die erotischste Vokabel überhaupt. Und genau das ist ja das Tolle: Es wird immer wieder neue Geheimnisse geben, die ich mit ihr teilen will.

Dank

Wieder einmal möchte ich mich bei meiner guten Freundin Naomi Pitcairn für ihre gekonnten Illustrationen, witzigen Limericks und ihr außerordentliches künstlerisches Gespür bedanken.

Ein Wort des Dankes schulde ich auch meiner brillanten Freundin Sue Rosenstock. Ihr klares Urteil, ihr Sinn für Humor, ihr straffes Zeitmanagement und ihr engagiertes Lektorat haben diesem Buch sehr gutgetan.

Vielen Dank auch an Judith Regan – sie ist die beste Verlegerin, die man sich als Autor nur wünschen kann.

Äußerst dankbar bin ich auch dem Lektorenteam von Cassie Jones und allen anderen bei HarperCollins/Regan Books für ihr Gespür, ihr Talent und ihre Unterstützung.

Meinem Agenten Richard Abate und seinen Kollegen von ICM gebührt wie immer höchste Anerkennung für ihren strategischen Scharfsinn und ihre herausragende Urteilskraft.

Außerdem möchte ich der Designerin meiner Website, Emily Blair, für ihren klaren, ästhetischen Stil, ihre liebenswerte Art und ihre unglaubliche Flexibilität danken.

Dank schulde ich auch meinem Freund und Mentor Dr. William Granzig für seine Begeisterungsfähigkeit, sein Wissen und seinen Humor – die reinste Frischzellenkur fürs Gehirn!

Darüber hinaus bedanke ich mich bei AASECT (der American Association of Sex Educators, Counselors and Therapists) für ihre wichtige Arbeit sowie dafür, dass sie es schaffen, eine der lebhaftesten Online-Communities, an denen ich je teilhaben durfte, zu koordinieren.

Meiner Frau, meinem Sohn, meiner Familie und meinen Freunden möchte ich Folgendes sagen: Die alten Griechen lehrten uns sechs Typen von Liebe – Eros, Ludus, Storge, Pragma, Mania und Agape –, und ihr habt mir die Bedeutung von allen gezeigt.

Zu guter Letzt möchte ich mich noch bei den vielen Männern und Frauen verschiedensten Alters und verschiedenster Herkunft bedanken, die so mutig waren, mir ihre intimsten Gefühle und Gedanken zum Thema Sex anzuvertrauen. Danke, für Ihre Aufrichtigkeit und Ihre Tapferkeit. Wie schrieb Rabbi Hillel so schön: »Wenn ich nicht für mich bin, wer ist für mich? Und solange ich nur für mich bin, was bin ich? Und wenn nicht jetzt, wann?«

Literatur

Angier, Natalie: *Frau. Eine intime Geographie des weiblichen Körpers*, Bertelsmann, München 2000

Aron, Arthur, Elaine Arthur, Colin McKenna und Christina C. Norman: »Couples Share Participation in Novel and Arousal Activities and Experienced Relationship Quality«, in: *Journal of Personality and Social Psychology*, Vol. 78 (2000), Nr. 2, S. 273–284

Bechtel, Stefan und Lawrence Roy Stains (Herausgeber von *Men's Health Magazine*): *Sex. A Man's Guide*, Berkley, New York 1998

Brooks, Gary R.: *The Centerfold Syndrome*, Josey-Bass, New York 1995

Cambell, Keith, Craig A. Foster, Jeffrey D. Green und Betty S. Witcher: »Arousal and Attraction: Evidence for Automatic and Controlled Process«, in: *Journal of Personality and Social Psychology*, Vol. 74 (1998), Nr. 1, S. 86–101

Cattrall, Kim: *Satisfaction. Die Kunst des weiblichen Orgasmus*, Zweitausendeins, Frankfurt 2004

Cohen, Joseph: *The Penis Book*, Broadway Books, New York 2004

Comfort, Alex: *The New Joy of Sex*. Südwest, München 2009

Crenshaw, Theresa: *Die Alchemie von Liebe und Lust. Hormone steuern unser Liebesleben*, dtv, München 2003

Fisher, Helen: *Warum wir lieben. Die Chemie der Leidenschaft*, Patmos, Düsseldorf 2005

Freud, Sigmund: *Abriss der Psychoanalyse*, Fischer, Frankfurt 1994

Freud, Sigmund: *Vorlesungen zur Einführung in die Psychoanalyse*, Fischer, Frankfurt 1991

Fuhrman, Joel: *Eat to Live*, Little Brown, New York 2003

Gottman, John: *Die 7 Geheimnisse der glücklichen Ehe*, Ullstein, Berlin 2002

Herring, Richard: *Talking Cock*, Thunder Mouth's Press, New York 2004

Kaplan, Helen Singer: *Sexualtherapie*, Enke, Stuttgart 1995

Keesling, Barbara: *Liebe machen die ganze Nacht hindurch...*, Heyne, München 1995

Koedt, Anne: »Der Mythos vom vaginalen Orgasmus«, in: Mathilde Vaesting: *Frauenstaat und Männerstaat*, Frauen-Selbstverlag, Berlin 1980

Lai, Hsi: *Die sexuellen Geheimnisse der Weißen Tigerin*, Heyne, München 2004

Lamm, Steven: *The Hardness Factor*, HarperCollins, New York 2005

Leiblum, Sandra und Raymond Rosen: *Principles and Practice of Sex Therapy*, 3. Aufl., The Guilford Press, New York 2000

Margolis, Jonathan: *O: The Intimate History of the Orgasm*, Grove, New York 2004

Masters, W. H. und V. E. Johnson: *Impotenz und Anorgasmie*, Krüger Stahlberg, Frankfurt 1973

Masters, W. H. und V. E. Johnson: *Die sexuelle Reaktion*, Rowohlt, Reinbek 1985

Money, John: *Love Maps*, Prometheus Books, New York 1988

Morris, Desmond: *Die nackte Eva. Der weibliche Körper im Wandel der Kulturen*, Heyne, München 2004

Rush, Norman: *Die Maßnahme*, Rogner & Bernhard, Berlin 1995

Schnarch, David: *Die Psychologie sexueller Leidenschaft*, Klett-Cotta, Stuttgart 2006

Schultz, R. Louis: *Out in the Open. The Complete Male Pelvis*, North Atlantic Books, California 1999

Tiger, Lionel: *Auslaufmodell Mann*, Deuticke, Wien 2000

Tisdale, Sallie: *Talk Dirty To Me. Eine intime Philosophie des Sex*, Berlin Verlag, Berlin 1998

Wellings, Kaye: *First Love, First Sex*, HarperCollins, New York 1986

Weiner-Davis, Michele: *The Sex-Starved Marriage*, Simon and Schuster, New York 2003

Register